国家卫生健康委员会"十三五"规划教材

全国高等职业教育配套教材

供护理、助产专业用

人体形态与结构学习指导

主　编　夏广军　郝立宏

副主编　李一忠　胡小和

编　者（以姓氏笔画为序）

马红梅　哈尔滨医科大学大庆校区　　时炳钦　南阳医学高等专科学校
王家增　山东医学高等专科学校　　　吴金英　首都医科大学
方安宁　安徽医学高等专科学校　　　宋　振　潍坊护理职业学院
付广权　黑龙江护理高等专科学校　　陈竹盛　赣南卫生健康职业学院
刘　军　唐山职业技术学院　　　　　郝立宏　大连医科大学
刘宏伟　承德护理职业学院　　　　　胡小和　长沙卫生职业学院
齐　莉　大兴安岭职业学院　　　　　贾明明　黑龙江护理高等专科学校
米志坚　山西卫生健康职业学院　　　夏广军　黑龙江护理高等专科学校
花　先　河南护理职业学院　　　　　郭新庆　菏泽医学专科学校
李一忠　大理护理职业学院　　　　　诸清华　承德护理职业学院
李晨阳　通辽职业学院　　　　　　　路兰红　沧州医学高等专科学校

秘　书　付广权（兼）

人民卫生出版社
·北京·

图书在版编目（CIP）数据

人体形态与结构学习指导 / 夏广军, 郝立宏主编. —北京：人民卫生出版社, 2022.1

ISBN 978-7-117-32729-9

Ⅰ. ①人… Ⅱ. ①夏…②郝… Ⅲ. ①人体形态学 - 高等职业教育 - 教学参考资料②人体结构 - 高等职业教育 - 教学参考资料 Ⅳ. ①R32②Q983

中国版本图书馆 CIP 数据核字（2021）第 277349 号

| 人卫智网 | www.ipmph.com | 医学教育、学术、考试、健康，购书智慧智能综合服务平台 |
| 人卫官网 | www.pmph.com | 人卫官方资讯发布平台 |

人体形态与结构学习指导
Renti Xingtai yu Jiegou Xuexi Zhidao

主　　编：夏广军　郝立宏
出版发行：人民卫生出版社（中继线 010-59780011）
地　　址：北京市朝阳区潘家园南里 19 号
邮　　编：100021
E - mail：pmph @ pmph.com
购书热线：010-59787592　010-59787584　010-65264830
印　　刷：三河市君旺印务有限公司
经　　销：新华书店
开　　本：787×1092　1/16　印张：6
字　　数：154 千字
版　　次：2022 年 1 月第 1 版
印　　次：2022 年 2 月第 1 次印刷
标准书号：ISBN 978-7-117-32729-9
定　　价：23.00 元

打击盗版举报电话：010-59787491　E-mail：WQ @ pmph.com
质量问题联系电话：010-59787234　E-mail：zhiliang @ pmph.com

前　言

本书以全国高等职业教育教材《人体形态与结构》（第2版）为蓝本编写，内容包括实验指导、学习指导与参考答案。实验指导共设有25个实验，每个实验包括实验目的、实验准备、实验学时和实验内容等。学习指导与主教材内容同步，共13章，部分练习题参考了全国护士执业资格考试的命题形式，并增加了部分主观题，题目类型有选择题、名词解释、简答题、论述题等。全书最后为各章练习题提供了参考答案。

本书是《人体形态与结构》（第2版）的配套教材，主要供全国高等职业院校护理和助产专业学生使用。本书一方面可以帮助学生完成相关实验内容，培养学生分析问题和解决问题的能力；另一方面可以帮助学生从不同的角度和层次来理解并记忆相关概念及结构，巩固已学的理论知识，更好地掌握教材内容，使学生做到会学、会用。

本配套教材编者均为《人体形态与结构》（第2版）编写团队专家。编写中我们参考了近年出版的人体形态学和结构学方面的教学参考用书，在此一并表示衷心感谢。

限于我们的水平，不当之处难免，敬请使用本书的教师、学生提出修改意见。

夏广军　郝立宏

2021年11月

目　录

实验一　显微镜的构造

【实验目的】

学会显微镜的使用。

【实验准备】

光学显微镜。

【实验学时】

0.5 学时。

【实验内容】

本实验由教师先介绍实验室规则,讲解并示教显微镜的构造和使用方法,再由学生练习光学显微镜的使用。

1. 光学显微镜的构造　　光学显微镜由机械和光学两大部分构成。

（1）机械部分

1）镜座:是显微镜的底座,与桌面接触的部位,大多为马蹄形。

2）镜臂:是显微镜的支柱,也是手持握部位,常呈弧形。镜臂与镜座相连接处称倾斜关节,此关节可使镜臂倾斜。

3）镜筒:是镜臂前上方的空心圆筒。

4）调节螺旋:分粗细两种,在镜臂上端的两侧,可使物镜与载物台之间的距离接近或远离,用以调节焦距。

5）旋转盘:安装在镜筒下端的圆盘,有 3~4 个不同放大倍数的物镜,该盘可以转动。

6）载物台:多位于镜臂下部的前方,是放置切片标本的处所。此台为方形或圆形,中央有一通光孔。

（2）光学部分

1）目镜:装在镜筒上端,标有"10×"等放大倍数。镜内可装指针,以指示观察物。

2）物镜:装在旋转盘的下面,一般有低倍镜（10×）和高倍镜（40×）。

　　3）聚光器：装在载物台下方,可聚集光线,上升时进入物镜的光线弱。聚光器底部装有光圈,可以开大或缩小,用以调节射入光线的强弱。

　　4）反光镜：是位于聚光器下方有平凹两面可转动的圆镜,便于反射光线进入物镜。平面镜无聚光能力,适合于光线强时;凹面镜聚光能力强,适合于光线较弱时。

　　2. 光学显微镜的使用

　　（1）取显微镜时,应以右手握镜臂,左手托镜座,取镜、放镜动作要轻。

　　（2）显微镜放在胸部的左前方。观察时两眼睁开,用左眼观察,右眼注意绘图。

　　（3）使用低倍镜时,转动粗调节螺旋,上升镜筒（有的显微镜降低载物台）,再转动旋转盘,将低倍镜对准载物台圆孔。然后打开光圈,上升聚光器,将反射镜对向光源。

　　（4）从目镜中观察,适当调节反光镜方向,聚光器高度及光圈大小,看清物像。

　　（5）将切片标本置于载物台上,有盖玻片的一面朝上,用压片夹固定载玻片,把观察物移至圆孔中央。然后观察物镜与切片的距离,同时转动粗调节螺旋,使镜筒缓慢下降,让低倍镜下降到最低高度为止。此时左眼观察镜内视野,用左手调节粗调节螺旋,使所看到物像清晰为止。

　　（6）使用高倍镜时,在以上低倍镜看清物像后,将要看的局部移至视野中央,然后换用高倍镜,再转动细调节螺旋直至看清物像为止。

（夏广军、郝立宏）

实验二　显微镜的使用

【实验目的】

学会显微镜的使用（实验表 2-1）。镜下能辨认细胞质、细胞核。

【实验准备】

肾（切片 HE 染色）。

【实验学时】

0.5 学时。

【实验内容】

　　1. 低倍镜观察　在物像中可看到许多肾小管的断面,多数管壁由一层立方细胞组成,选清晰的部位,换高倍镜观察。

　　2. 高倍镜观察　细胞膜在光镜下不能分辨,细胞质呈红色或淡红色,细胞核多为圆形,染成紫蓝色。

实验表 2-1　显微镜使用考核标准

姓　名		班　级		学　号	
步骤		考核内容		分值	得分
课前准备	1	取镜套,叠放整齐,放在显微镜左侧		0.1	
	2	放置:一手握住镜臂,另一只手托住镜座,将显微镜移到身体正前方,距桌沿不得少于 5cm。将实验报告放置显微镜右侧		0.1	
	3	检查显微镜:目镜、物镜、聚光镜、粗细螺旋,打开电源,把灯光调亮		0.2	
	4	打开登记本,按实际情况记录,并把登记本放在镜套上		0.1	
使用方法及步骤	5	放片:盖玻片向上,放置在载物台上并用夹片夹固定		0.2	
	6	移片:移动横向和纵向螺旋,把组织部分移到聚光镜正上方		0.2	
	7	调试:旋转物镜转换器,把低倍镜(10×)旋转到聚光镜正上方		0.2	
	8	双手放在粗调节螺旋上,双眼看着载物台,旋转粗螺旋使载物台上升,使物镜与载玻片相贴近,距离为 0.5cm		0.4	
	9	双眼看着目镜,双手反方向旋转粗螺旋,使载物台下降,直到调出影像至完全清晰		0.4	
	10	在低倍镜下找到典型的组织后,将要观察的结构移到视野中央,直接旋转物镜转换器把高倍镜(40×)旋转到聚光镜正上方		0.2	
	11	双眼看着目镜,双手旋转细调节螺旋(切勿旋转粗调节螺旋),向前或向后旋转,不宜超过 360 度,直到调出清晰影像		0.4	
辨认切片	12	在镜下准确辨认并回答出组织名称:＿＿＿＿＿＿、＿＿＿＿＿＿		2	
课后整理	13	取片:物镜八字叉开,降低载物台,把切片取下,交还		0.2	
	14	关闭电源:先把灯光调暗,然后关闭电源		0.1	
	15	显微镜保养:用镜头纸先擦拭目镜,再擦拭物镜		0.1	
	16	一手握住镜臂,另一只手托住镜座,将显微镜移到实验台靠中央处,将登记本放于显微镜正后方,套镜套		0.1	
总　分					

注:画线部分要求同学口述(做到"一口清、一手精")。

（夏广军、郝立宏）

实验三　基本组织的微细结构

【实验目的】

在显微镜下辨认单层扁平上皮、单层立方上皮、单层柱状上皮、假复层纤毛柱状上皮、复层扁平上皮、疏松结缔组织、透明软骨、骨骼肌、心肌、平滑肌、神经元、神经纤维。

【实验准备】

1. 小肠切片。
2. 气管切片。
3. 食管切片。
4. 肾切片。
5. 疏松结缔组织切片（经锥虫蓝处理，HE 染色）。
6. 血涂片（瑞氏染色）。
7. 骨骼肌切片。
8. 心壁切片。
9. 神经元涂片（胭脂红染色）。
10. 神经干切片。

注：切片除特殊标注，均为 HE 染色。

【实验学时】

4 学时。

【实验内容】

1. 单层柱状上皮（小肠切片，HE 染色）

（1）肉眼观察：先辨别肠腔面的黏膜层，此层不平整，为有多突起的边缘。

（2）低倍镜观察：黏膜面有大量的指状突起，朝向管腔。选择一段完整的纵切面观察排列整齐的单层柱状细胞。

（3）高倍镜观察：上皮细胞呈柱状，排列整齐。细胞核椭圆形，多靠近基底部。在柱状细胞间，散在分布有杯状细胞，上端膨大，下端细小，紧靠上皮细胞的基膜。

（4）绘出高倍镜下所见单层柱状上皮的图像，并标明游离面、侧面、基底面、细胞核、杯状细胞、基膜。

2. 复层扁平上皮（食管切片，HE 染色）

（1）肉眼观察：先辨认食管腔面的黏膜层。

（2）低倍镜观察：黏膜层最内面，细胞排列紧密。细胞质染成粉红色，细胞核染成深蓝色。选择清晰部位，换高倍镜观察。

（3）高倍镜观察：浅层细胞扁平形，中间部细胞呈多边形，深部细胞呈立方形或矮柱状，整齐的沿基膜排列。

3. 疏松结缔组织切片（经锥虫蓝处理，HE 染色）

（1）肉眼观察：标本呈淡紫红色，选择标本较薄的部位，进行低倍镜观察。

（2）低倍镜观察：可见纤维交织成网，细胞分散其间。

（3）高倍镜观察：此法制片可见两种纤维，胶原纤维染成淡红色，较粗，呈波浪状。弹性纤维染成红色，折光性强，比胶原纤维细，可见卷曲和分支现象。在纤维其间主要观察两种细胞：

1）成纤维细胞：数量较多，细胞质淡红色，细胞核椭圆形，染成紫蓝色。

2）巨噬细胞：形态不规则，细胞中有吞噬的锥虫蓝颗粒（蓝色），细胞核略小，呈圆形，染成深蓝色。

4. 透明软骨（气管横切片，HE 染色）

（1）肉眼观察：在切片中，中央部呈紫红色，而周围部呈淡红色的结构是透明软骨。

（2）低倍镜观察：染成紫蓝色的部位是软骨组织的基质,在基质内分散存在的深色点状物是软骨细胞。软骨细胞周围有透亮区,是在制片时软骨细胞和软骨基质各发生回缩而致。软骨组织周围呈淡红色的部位是软骨膜。

（3）高倍镜观察：软骨基质呈淡紫蓝色。软骨细胞大小不等,靠近软骨边缘部,细胞较小,呈扁椭圆形,中央部细胞比较大,呈椭圆形或圆形,常见 2~4 个成群存在。软骨膜由致密结缔组织构成。

5. 血涂片（瑞氏染色）

（1）低倍镜观察：选择涂片薄和染色浅的部位进行观察。视野中,染成粉红色、无细胞核、数量最多的是红细胞,有紫蓝色细胞核、数量较少的是白细胞。

（2）高倍镜观察：再进一步放大观察各类血细胞以后,换油镜观察。

（3）油镜观察：先将高倍镜旋转到一侧。在血涂片正对载物台圆孔的中央处滴一滴香柏油,再将油镜头轻轻旋转向血涂片,使油镜头与油滴接触,然后徐徐转动细调节螺旋,直至看清血涂片中的各种血细胞。

6. 平滑肌（小肠横切片, HE 染色）

（1）肉眼观察：切片中染色最红的部分是平滑肌层。

（2）低倍镜观察：平滑肌纤维排列成层,纵切面肌纤维呈梭形,横切面为圆形。选择清晰部位移至视野中央,换高倍镜观察。

（3）高倍镜观察：纵切面纤维呈长梭形,肌浆染成红色。细胞核呈椭圆形,染成深紫色,位于纤维中央。平滑肌纤维横切面呈圆形,大小不等。其中较大的断面,在中央部有圆形的细胞核,核的周围有红色的肌浆；较小的横断面,只含有肌浆。

7. 示教（多媒互动系统）

（1）单层立方上皮。

（2）单层扁平上皮。

（3）假复层纤毛柱状上皮。

（4）骨骼肌。

（5）心肌。

（6）骨。

（7）血细胞。

（8）神经元。

（9）神经纤维。

（马红梅）

实验四 全身骨骼

【实验目的】

1. 说出骨的构造。

2. 说出躯干骨的名称、数目、位置及其主要形态结构。

3. 说出上、下肢骨的名称、数目、位置及其主要形态结构。

4. 说出颅骨的名称、数目、位置及其主要形态结构。

5. 描述全身各部重要的骨性标志。

【实验准备】

1. 骨的组织结构标本、脱钙骨和煅烧骨标本。
2. 躯干骨标本。
3. 上肢骨标本。
4. 下肢骨标本。
5. 颅骨标本（整颅、颅盖、颅底和分离颅标本）。
6. 全身骨骼或模型。

【实验学时】

4学时。

【实验内容】

1. 骨的形态　长骨（骨干、骺、骨髓腔、关节面）、短骨、扁骨、不规则骨。
2. 骨的组织结构　骨质（密质、松质、骨小梁）、骨膜、骨髓（红骨髓、黄骨髓）、关节软骨。
3. 椎骨的一般形态　椎体、椎弓、椎孔、椎间孔、横突、上关节突、下关节突、棘突。
4. 各部椎骨的特征　颈椎：横突孔、寰椎、枢椎、隆椎。胸椎：肋凹和横突肋凹。骶骨：岬、骶前孔、骶后孔、骶管、骶管裂孔、骶角、耳状面。
5. 胸骨　胸骨柄、胸骨体、剑突、胸骨角、颈静脉切迹。
6. 肋骨　肋头、肋结节、肋体、肋沟。
7. 上肢骨

锁骨：内侧端（胸骨端）、外侧端（肩峰端）。

肩胛骨：关节盂、喙突、肩胛冈、肩峰、冈上窝、冈下窝、肩胛骨下角。

肱骨：肱骨头、大结节、小结节、外科颈、三角肌粗隆、桡神经沟、肱骨小头、肱骨滑车、鹰嘴窝、内上髁、外上髁、尺神经沟。

桡骨：桡骨头、环状关节面、桡骨粗隆、尺切迹、桡骨茎突。

尺骨：滑车切迹、鹰嘴、冠突、桡切迹、尺骨头、尺骨茎突。

掌骨的名称和排列顺序。

掌骨和指骨的数目及命名。

8. 下肢骨

髋骨：髋臼、闭孔、髂嵴、髂前上棘、髂窝、耳状面、弓状线、坐骨结节、坐骨棘、坐骨大切迹、坐骨小切迹、耻骨结节、耻骨联合面。

股骨：股骨头、股骨颈、大转子、小转子、粗线、臀肌粗隆、内侧髁、外侧髁。

髌骨

胫骨：内侧髁、外侧髁、胫骨粗隆、内踝。

腓骨：腓骨头、腓骨颈、外踝。

跗骨的名称和排列顺序。

跖骨和趾骨的数目及命名。

9. 颅骨

脑颅骨：各骨的名称和位置。

面颅骨：各骨的名称和位置。

下颌骨：下颌支、下颌体、髁突、冠突、下颌孔、颏孔、牙槽弓。

颅盖：冠状缝、矢状缝、人字缝、新生儿颅（前囟、后囟）。

颅底内面

颅前窝（筛板、筛孔）；

颅中窝（垂体窝、视神经管、眶上裂、圆孔、卵圆孔、棘孔）；

颅后窝（枕骨大孔、舌下神经管、横沟、乙状沟、颈静脉孔、内耳门）。

颅底外面：鼻后孔、枕骨大孔、颈静脉孔、颈动脉管外口、茎突、乳突、茎乳孔、下颌窝、关节结节、枕外隆凸。

颅的前面：眶、眶上切迹（孔）、眶下孔、鼻泪管、眶上裂、眶下裂、骨性鼻腔、骨性鼻中隔、上鼻甲、中鼻甲、下鼻甲、上鼻道、中鼻道、下鼻道。

鼻旁窦：额窦、上颌窦、蝶窦、筛窦。

颅的侧面：外耳门、外耳道、颧弓、颞窝、翼点。

10. 全身重要骨性标志　第 7 颈椎棘突、骶角、锁骨、胸骨角、剑突、肋弓、肩胛冈、肩胛骨下角、肱骨大结节、肱骨内、外上髁、鹰嘴、桡骨茎突、髂嵴、髂前上棘、耻骨结节、坐骨结节、股骨大转子、髌骨、胫骨粗隆、内踝、外踝、枕外隆凸、乳突。

（李一忠、花　先）

实验五　骨　连　结

【实验目的】

1. 概括关节的基本结构。

2. 简述椎间盘的位置和结构。

3. 说出脊柱的组成和弯曲。

4. 说出胸廓的组成。

5. 描述肩、肘、腕关节的组成、结构和功能。

6. 描述骨盆的组成，髋、膝、踝关节的组成、结构和功能。

7. 说出颞下颌关节的组成和结构。

【实验准备】

1. 脊柱标本、脊柱水平切面和矢状切面标本。

2. 胸廓标本。

3. 肩、肘、腕关节标本。

4. 骨盆标本和模型。

5. 髋、膝、踝关节标本。

6. 颞下颌关节标本。

【实验学时】

2 学时。

【实验内容】

1. 关节的基本结构 关节面、关节囊（纤维层、滑膜层）、关节腔。

2. 关节的辅助结构 韧带、关节内软骨（关节盘、半月板）、关节唇。

3. 脊柱的组成和弯曲 颈曲、胸曲、腰曲、骶曲。

4. 胸廓的组成和形态结构 胸廓上口、胸廓下口、肋间隙、肋弓、胸肋关节。

5. 上肢骨的连结

肩关节：肩关节的组成、肱二头肌长头腱。

肘关节：肘关节的组成、肱尺关节、肱桡关节、桡尺近侧关节、桡骨环状韧带、桡侧副韧带、尺侧副韧带。

桡腕关节的组成。

6. 下肢骨的连结

下肢带骨的连结：骨盆的组成、连结和分部、骶髂关节、骶结节韧带、骶棘韧带、坐骨大孔、坐骨小孔、耻骨联合、耻骨弓、大骨盆、小骨盆、骨盆上口、骨盆下口、骨盆腔。

髋关节：髋关节组成、结构特点及股骨头韧带。

膝关节：膝关节组成、结构特点以及胫侧副韧带、腓侧副韧带、前交叉韧带、后交叉韧带、内侧半月板、外侧半月板。

踝关节的组成及结构特点。

7. 颞下颌关节：髁突、下颌窝、关节结节、关节盘。

（刘　军、时炳钦）

实验六　骨　骼　肌

【实验目的】

1. 说出肌的构造和肌的辅助装置。

2. 描述背阔肌、斜方肌、竖脊肌、胸大肌的位置和功能；膈的位置、裂孔及功能；腹肌的位置和层次。

3. 说出咬肌、颞肌、胸锁乳突肌的位置和功能。

4. 说出三角肌、肱二头肌、肱三头肌的位置和功能。

5. 描述臀大肌、梨状肌、股四头肌、小腿三头肌（腓肠肌内、外侧头和比目鱼肌）的位置和功能。

6. 说出重要的肌性标志。

【实验准备】

1. 全身肌肉标本。

2. 头颈部、上肢和下肢的肌肉标本。

3. 上肢、下肢的横断面标本。

4. 滑膜囊和腱鞘标本。

【实验学时】

2 学时。

【实验内容】

1. 肌的形态和构造 长肌、短肌、扁肌和轮匝肌;肌腹、肌腱(腱膜)。

2. 肌的辅助装置 浅筋膜、深筋膜、滑膜囊、腱鞘。

3. 躯干肌

背肌:斜方肌、背阔肌、竖脊肌。

胸肌:胸大肌、肋间外肌、肋间内肌。

膈:中心腱、主动脉裂孔、食管裂孔、腔静脉孔。

腹肌:腹直肌、腹外斜肌、腹内斜肌、腹横肌、腹直肌鞘、腹白线、腹股沟韧带、腹股沟管、腹股沟管浅环、腹股沟管深环。

4. 头颈肌

面肌:眼轮匝肌、口轮匝肌、颊肌。

咀嚼肌:咬肌、颞肌。

胸锁乳突肌。

5. 上肢肌

肩肌:三角肌、肩胛下肌、冈上肌、冈下肌。

臂肌:肱二头肌、肱三头肌。

前臂肌:前群、后群。

手肌:外侧群(大鱼际)、内侧群(小鱼际)、中间群。

上肢局部记载:腋窝、肘窝。

6. 下肢肌

髋肌:髂腰肌、臀大肌、臀中肌、臀小肌、梨状肌。

大腿肌:股四头肌、缝匠肌、内侧肌群、股二头肌、半腱肌、半膜肌。

小腿肌:胫骨前肌、小腿三头肌(腓肠肌内、外侧头和比目鱼肌)、跟腱。

下肢局部记载:股三角、腘窝。

7. 重要肌性标志 咬肌、胸锁乳突肌、腹直肌、三角肌、肱二头肌、股四头肌、髌韧带、臀大肌、小腿三头肌、跟腱。

（陈竹盛、李晨阳）

实验七　消化系统大体结构

【实验目的】

1. 说出咽峡的组成、舌的形态构造、腮腺的位置、腮腺管的开口部位。

2. 说出咽的形态、位置、分部及各部的特点。

3. 简述食管的形态、位置及 3 个生理狭窄的部位。

4. 叙述胃的形态、位置及主要形态结构。

5. 简述小肠的分部及主要形态结构。

6. 叙述大肠的分部、位置及各部的主要形态结构。

7. 说出肝的形态和位置。

8. 说出胆囊的形态、位置和分部。

9. 说出胰的形态、位置和分部。

10. 简述腹膜的配布和腹膜形成的主要形态结构。

【实验准备】

1. 头正中矢状切面标本和模型；牙标本和模型；食管、胃、小肠和大肠的标本和模型；胰、十二指肠、回盲部和直肠模型。

2. 肝、胰、胆囊和输胆管道标本和模型。

3. 腹膜模型（正中矢状面和水平面）。

4. 人体半身模型（显示内脏及胸腹后壁结构）。

5. 胸、腹腔已切开的躯干标本。

【实验学时】

2 学时。

【实验内容】

1. 口腔

（1）口腔的分部：口腔前庭、固有口腔。

（2）口唇：口裂、口角、人中、鼻唇沟。

（3）腭：硬腭、软腭、腭垂（悬雍垂）、腭舌弓、腭咽弓、腭扁桃体、咽峡。

（4）牙：牙冠、牙根、牙颈、牙龈、牙腔、牙髓、切牙、尖牙、前磨牙、磨牙。

（5）舌：舌根、舌体、舌尖、界沟、舌系带、舌下阜、舌下襞、丝状乳头、菌状乳头、轮廓乳头、叶状乳头。

（6）口腔腺：腮腺、腮腺导管、舌下腺、下颌下腺。

2. 咽

咽的位置、分部和结构：鼻咽部（咽鼓管咽口、咽隐窝）、口咽部（腭扁桃体窝）、喉咽部（梨状隐窝）。

3. 食管

食管的位置和生理狭窄（第一狭窄、第二狭窄、第三狭窄）。

4. 胃

胃的位置、分部和主要形态结构：贲门、幽门、胃小弯、胃大弯、胃前壁、胃后壁、胃底、胃体、幽门部（幽门管和幽门窦）、幽门括约肌、幽门瓣。

5. 小肠

（1）小肠的分部：十二指肠、空肠和回肠。

（2）十二指肠的形态、位置和分部：上部、降部（十二指肠大乳头）、水平部、升部（十二指肠空肠曲、十二指肠悬肌）。

6. 大肠

（1）大肠的分部和位置：盲肠、阑尾、结肠、直肠和肛管。

（2）盲肠和结肠的特征性结构：结肠带、结肠袋、肠脂垂。

（3）回盲部的结构：回盲瓣、阑尾及阑尾开口。

（4）结肠：升结肠、结肠右曲（肝曲）、横结肠、结肠左曲（脾曲）、降结肠、乙状结肠。

（5）直肠的形态特点：直肠壶腹、骶曲、会阴曲、直肠横襞。

（6）肛管：肛柱、肛瓣、肛窦、齿状线、肛梳（痔环）、肛门内括约肌、肛门外括约肌。

7. 肝

肝的位置和形态结构：前缘、后缘、上面（膈面）、下面（脏面）、H 形沟、左纵沟、右纵沟（胆囊窝和腔静脉窝）、肝门（肝管、肝固有动脉、肝门静脉）、肝圆韧带、肝镰状韧带、肝左叶、肝右叶、方叶、尾状叶。

8. 肝外胆道

（1）胆囊的位置、形态和分部：胆囊底、胆囊体、胆囊颈、胆囊管。

（2）输胆管道：肝左管、肝右管、肝总管、胆囊管、胆总管、肝胰壶腹、十二指肠大乳头。

9. 胰

胰的位置、形态和分部：胰头、胰体、胰尾、胰管及其开口。

10. 腹膜

（1）腹膜的配布：壁腹膜、脏腹膜和腹膜腔。

（2）腹膜形成的结构：大网膜、小网膜（肝胃韧带和肝十二指肠韧带）、网膜囊、网膜孔、小肠系膜、横结肠系膜、乙状结肠系膜、阑尾系膜、直肠膀胱陷凹、直肠子宫陷凹和膀胱子宫陷凹。

（米志坚）

实验八　消化系统微细结构

【实验目的】

镜下辨认消化管壁、肝、胰腺的组织结构。

【实验准备】

1. 食管切片。

2. 胃切片。

3. 小肠切片。

4. 胰腺切片。

5. 肝切片。

注：切片均为 HE 染色。

【实验学时】

2 学时。

【实验内容】

1. 食管横切片

低倍镜：食管壁由内向外依次分为四层，即黏膜层、黏膜下层、肌层、外膜。黏膜的表层为复层扁平上皮，上皮深面为固有层，黏膜肌层为薄层纵行平滑肌，位于固有层的深面。黏膜下层为疏松结缔组织，内含食管腺。肌层分内环、外纵两层。外膜由纤维膜组成。

2. 胃底切片

（1）肉眼观察：表面不光滑，染成紫蓝色的部分为黏膜层，黏膜的深面依次是黏膜下层、肌层和外膜。

（2）低倍镜：分辨胃壁的四层结构，重点观察黏膜层。

1）黏膜层：较厚，表面的凹陷是胃小凹。黏膜的上皮为单层柱状上皮，上皮细胞界限清晰，染色较淡；细胞核呈卵圆形，位于细胞的基底部。固有层内含有大量的胃底腺，结缔组织较少。胃底腺为管状腺，切片中常被切成纵、横或斜切面。胃底腺的细胞主要是主细胞和壁细胞。黏膜肌层较薄，分为内环行，外纵行两层。

2）黏膜下层：染色较浅，为疏松结缔组织，内有血管和神经的断面。

3）肌层：较厚，染成红色，由平滑肌构成，其层次不易分清。

4）外膜：为浆膜，由疏松结缔组织和间皮构成。

（3）高倍镜：观察主细胞和壁细胞。

1）主细胞：数量较多，多见于腺的中、下部。细胞呈锥体形，细胞核圆形，位于细胞的基底部，细胞质呈淡蓝色。

2）壁细胞：多分布腺的上、中部。细胞较大，呈圆形或锥体形，细胞核圆形，位于细胞的中央，细胞质呈粉红色。

3. 小肠切片

低倍镜：

（1）黏膜：游离面有许多绒毛，呈指状突入肠腔。在切片中绒毛可呈纵、横或斜切面。绒毛的表层为单层柱状上皮，上皮细胞之间夹有许多杯状细胞。上皮的深面为固有层，主要由结缔组织构成，内含毛细血管和平滑肌纤维。在绒毛的中央，可见一条管壁由内皮构成的小管，管内无血细胞，为中央乳糜管。上皮深面的固有层内可见切成不同断面的肠腺。肠腺为管状腺，开口于相邻绒毛的根部之间。肠腺上皮为单层柱状上皮，并与绒毛的上皮相延续。小肠的固有层内有时可见集合淋巴小结。固有层的外周为内环行、外纵行的黏膜肌层。

（2）黏膜下层：为疏松结缔组织，含有小血管和神经。

（3）肌层：为平滑肌，分两层。内层环行，外层纵行，排列整齐。

（4）外膜：为浆膜。

4. 胰腺切片

（1）低倍镜：胰的外分泌部主要由腺泡构成。腺泡被结缔组织分隔成小叶，在结缔组织内，可见大小不等的导管和血管。

1）腺泡：为浆液性腺泡。

2）胰岛：为腺泡之间染色较淡的大小不等的细胞团。

（2）高倍镜

1）腺泡：腺细胞呈锥体形，细胞核圆形，位于细胞的基底部。细胞顶部染色较淡，有时可以看到嗜酸性颗粒；基底部染色较深。

2）导管：由单层上皮构成，多位于小叶之间的结缔组织内。

3）胰岛：细胞染色淡，排列不规则，由 A 细胞、B 细胞、D 细胞组成。细胞之间有丰富的毛细血管。

5. 肝切片

（1）低倍镜：肝组织被结缔组织分隔成许多不规则的肝小叶（人肝的肝小叶周围结缔组织较少，肝小叶界限不清晰；猪肝的肝小叶周围结缔组织较多，界限明显）。肝小叶中央的圆形管腔是中央静脉，中央静脉周围成放射状排列的细胞索是肝板的断面，肝板之间的腔隙为肝血窦。数个相邻的肝小叶之间，结缔组织发达，其内可见三种不同结构的管腔，该区称门管区。

（2）高倍镜：选择典型的肝小叶和门管区观察。

1）肝小叶

中央静脉：是肝小叶中央的不规则腔隙，管壁不完整，与肝血窦相通，腔内有时可见血细胞。

肝板：呈条索状，由肝细胞排列而成。肝细胞体积较大，呈多边形，细胞核圆形，位于细胞的中央，核仁明显。

肝血窦：为肝板之间的网状腔隙。窦壁的内皮细胞核扁而小，染色深。

2）门管区：有三种管腔。

小叶间胆管：由单层立方上皮构成，细胞核圆，较大，染成紫蓝色。

小叶间动脉：管腔圆而小，管壁厚，有少量环行平滑肌，染成红色。

小叶间静脉：管腔较大，形状不规则，管壁薄染成红色。

【实验作业】

1. 在低倍镜下绘出肝小叶、门管区，并注明中央静脉、肝索、肝血窦、小叶间胆管、小叶间动脉和小叶间静脉。

2. 简述胰腺外分泌部和内分泌部的结构特点。

（米志坚）

实验九 呼吸系统大体结构

【实验目的】

1. 在标本上指出呼吸系统的组成及上呼吸道、下呼吸道。
2. 在标本上指出鼻腔的分部、外侧壁的形态结构、鼻旁窦的位置。
3. 在标本上指出咽的形态位置、分部及交通关系。
4. 在标本上指出构成喉支架的软骨和喉腔的结构。
5. 在标本上指出气管和主支气管的形态及左主支气管、右主支气管的区别。
6. 在标本上指出肺的位置、形态。
7. 在标本上指出胸膜及其分部，加深理解胸膜腔的概念。
8. 在标本上指出纵隔的位置、边界、分部及内容。

【实验准备】

1. 呼吸系统概观标本、模型。
2. 头颈部正中矢状切面标本、模型。
3. 鼻旁窦标本、模型。
4. 喉、气管、主支气管及其分支标本及模型。
5. 肺标本、模型。
6. 胸腔器官标本、模型。

【实验学时】

1 学时。

【实验内容】

1. 呼吸系统概观　指出呼吸系统的组成及上呼吸道、下呼吸道的起止部位。
2. 头颈部正中矢状切面　观察鼻腔外侧壁的结构及咽的分部和交通。
3. 鼻旁窦　观察蝶骨内的蝶窦,上颌骨内的上颌窦,额骨内的额窦及筛骨内的筛窦。
4. 在活体上触摸和观察喉结,注意其随吞咽时上下移动,发音时用手触摸可感觉其振动。
5. 喉　观察构成喉支架的软骨和喉腔内的结构:喉软骨和喉腔、甲状软骨、环状软骨、杓状软骨、会厌软骨、前庭襞、声襞、前庭裂、声门裂、喉前庭、喉中间腔和声门下腔。
6. 气管、主支气管及其分支　观察气管和左主支气管、右主支气管的形态,注意比较左主支气管、右主支气管的差异。
7. 肺　观察肺的位置和形态:肺尖、肺底、前缘、后缘、外侧面、内侧面、肺门(主支气管、肺动脉、肺静脉)、肺根、心切迹、斜裂、水平裂、左肺(上叶、下叶)、右肺(上叶、中叶、下叶)。
8. 胸腔及纵隔
(1)胸膜的配布:胸膜顶、肋胸膜、膈胸膜、纵隔胸膜及肋膈隐窝;肺下缘的体表投影。加深理解胸膜腔的概念。
(2)纵隔的位置、分区和内容:上纵隔、下纵隔、前纵隔、中纵隔、后纵隔。

（吴金英）

实验十　呼吸系统微细结构

【实验目标】

在显微镜下辨认气管、肺的组织结构特点。

【实验准备】

1. 气管切片。
2. 肺切片。
注:切片均为 HE 染色。

【实验学时】

1 学时。

【实验内容】

1. 气管切片

（1）低倍镜：靠近管腔呈淡紫蓝色的区域为黏膜层。黏膜层与软骨之间染成粉红色的区域为黏膜下层。软骨及其外周的结缔组织构成外膜。

（2）高倍镜

1）黏膜层：上皮为假复层纤毛柱状上皮，染成紫蓝色，柱状上皮游离面纤毛清晰可见，上皮间夹有杯状细胞。靠近上皮外周染成粉红色的是固有层。

2）黏膜下层：为疏松结缔组织，内有许多腺体和血管的切面。

3）外膜：由透明软骨和结缔组织构成，软骨缺口处可见平滑肌和结缔组织。

2. 肺切片

高倍镜：视野中许多染色浅淡、大小不等、形态不规则的泡状结构为肺泡的断面。肺泡与肺泡之间的薄层结缔组织为肺泡隔。肺泡之间还可以找到一些细小的支气管断面。

（1）细支气管：管腔小，管壁已无软骨。上皮为单层柱状上皮，有纤毛或无纤毛。上皮外周有一薄层平滑肌。

（2）呼吸性细支气管：管壁不完整，通常与肺泡或肺泡管相连。上皮为单层立方上皮，上皮外周有少量结缔组织和平滑肌。

（3）肺泡管：为弯曲而不规则的管道。管壁连有许多肺泡在肺泡隔末端有粉红色的结节状膨大。

（4）肺泡：壁极薄，上皮细胞的外形不明显，肺泡隔中可见许多毛细血管断面。

【实验作业】

绘出低倍镜下气管壁的结构。

（吴金英）

实验十一　泌尿系统大体结构

【实验目的】

1. 说出泌尿系统的组成。
2. 简述肾的位置、形态、构造和被膜。
3. 说出输尿管的形态、分部及 3 处狭窄的位置。
4. 说出膀胱的形态、位置、毗邻、膀胱三角、膀胱与腹膜的位置关系。
5. 简述女性尿道的特点和尿道外口的位置。

【实验准备】

1. 男性及女性泌尿生殖系统概观标本。

2. 腹膜后间隙器官标本。

3. 离体肾及肾的剖面标本。

4. 男性及女性骨盆正中矢状切面标本、模型。

5. 离体膀胱标本。

【实验学时】

1 学时。

【实验内容】

取男性及女性泌尿生殖系统概观标本、腹膜后间隙器官标本,观察泌尿系统的组成及各器官之间的连接关系。

1. 肾 在显示腹膜后间隙器官的标本上观察左、右肾的位置及形态;观察肾门的位置及出入肾门的结构;观察出入肾门的结构之间的位置关系;观察肾的 3 层被膜。注意确认左、右肾上、下端与椎骨及第 12 肋的关系。

在肾的剖面标本上,辨认出肾窦、肾皮质和肾髓质,观察肾窦内的结构;观察肾皮质和肾髓质的结构特点;观察肾盂、肾大盏和肾小盏的关系。

2. 输尿管 取泌尿生殖系统概观标本,观察输尿管形态和走行路径。辨认 3 个狭窄的位置。取女性泌尿生殖系统概观标本,观察输尿管与子宫动脉的位置关系。

3. 膀胱 根据男女盆腔正中矢状切面标本,观察空虚膀胱的外形,区分膀胱尖、膀胱底、膀胱体和膀胱颈。观察膀胱在盆腔内与直肠、耻骨联合及男女生殖器的关系。取切开膀胱壁的标本,辨认输尿管的开口和尿道内口,观察膀胱三角的黏膜特点。

4. 女性尿道 在女性骨盆正中矢状切面标本上观察女性尿道的位置、形态和开口部位,观察尿道外口与阴道口两者的位置关系。

实验十二 泌尿系统微细结构

【实验目的】

在显微镜下辨认肾单位各部及膀胱的结构特点。

【实验准备】

1. 肾切片。

2. 膀胱切片。

注:切片均为 HE 染色。

【实验学时】

1 学时。

【实验内容】

1. 肾组织切片

（1）肉眼观察：对光观察可见肾组织染色深浅不一，染色较深的为皮质，较浅的为髓质。

（2）低倍镜观察：肾皮质内许多散在的红色圆形结构即肾小体切面。周围密布的管腔断面即肾小管。在皮质深面无肾小体的部分为肾髓质，可见口径大小不同的肾小管和集合管横切面。

（3）高倍镜下观察：重点辨认肾单位各部的结构。

1）肾小体：由血管球和肾小囊组成。血管球为一团盘曲的毛细血管球，镜下不易分清，只能看到许多密集的内皮细胞核。血管球周围白色空隙为肾小囊腔，肾小囊脏层与毛细血管紧贴，不易分清，外层单层扁平上皮为肾小囊壁层。

2）近曲小管：由单层锥体形细胞构成，色深红，细胞境界不清，核圆形，排列疏松。管壁厚，管腔小而不整齐。

3）远曲小管：由单层立方状细胞构成，色较淡，细胞境界较清楚，核圆形，位于中央或近腔面。管壁较薄，管腔大而规则。

4）集合管：管腔较大，管壁由单层立方或柱状上皮构成。胞质染色较浅，细胞境界清楚，核圆形，着色深。

2. 膀胱切片

（1）肉眼观察：切片染成蓝紫色的部分为黏膜，其下方染成粉红色的是肌层和外膜。

（2）低倍镜观察：膀胱壁分3层，由内向外为黏膜层、肌层和外膜。黏膜层由变移上皮和固有层组成；肌层为平滑肌；外膜为纤维膜由结缔组织组成。

（3）高倍镜观察：空虚状态下膀胱壁黏膜有许多皱襞，由变移上皮和固有层组成。上皮较厚，由8~10层细胞组成，表层的细胞胞体大，呈梨形。肌层较厚，由内纵、中环和外纵3层平滑肌组成。充盈状态下的膀胱黏膜皱襞减少或消失，上皮变薄，较平，仅有3~4层细胞，表层细胞也变薄。

（齐　莉）

实验十三　生殖系统大体结构

【实验目的】

1. 描述睾丸、附睾、输精管、精囊（腺）、前列腺的位置，精索的位置和组成。
2. 说出男性尿道的分部和形态特点。
3. 说出卵巢、输卵管、子宫、阴道的位置，输卵管和子宫的分部及形态结构。

【实验准备】

1. 男性及女性生殖器标本和模型。
2. 男性及女性盆腔正中矢状面标本和模型。

【实验学时】

2学时。

【实验内容】

1. 男性内生殖器

（1）睾丸的位置和结构：睾丸白膜、睾丸小叶。

（2）附睾的位置和分部：附睾头、附睾体、附睾尾。

（3）输精管的位置及精索的位置和组成。

（4）射精管、精囊（腺）和前列腺的位置。

2. 男性外生殖器

（1）阴茎的分部和结构：阴茎头、阴茎体、阴茎根、阴茎海绵体、尿道海绵体、阴茎包皮、包皮系带。

（2）阴囊的位置。

3. 男性尿道

（1）男性尿道的分部：尿道前列腺部、尿道膜部和尿道海绵体部。

（2）男性尿道的狭窄：尿道内口、尿道膜部和尿道外口。

（3）男性尿道的扩大：尿道前列腺部、尿道球部和舟状窝。

（4）男性尿道的弯曲：耻骨下弯和耻骨前弯。

4. 女性内生殖器

（1）卵巢的位置。

（2）输卵管的位置和分部：输卵管子宫部、输卵管峡、输卵管壶腹和输卵管漏斗（输卵管伞和输卵管腹腔口）。

（3）子宫的位置、形态和分部：子宫底、子宫体、子宫颈（子宫颈阴道部和子宫颈阴道上部）、子宫腔、子宫颈管、子宫口。

（4）子宫的固定装置：子宫阔韧带、子宫圆韧带、子宫主韧带、骶子宫韧带。

（5）阴道的位置和形态结构：阴道口、处女膜、阴道穹。

5. 女性外生殖器

阴阜、大阴唇、小阴唇、阴蒂、阴道前庭、尿道外口和阴道口的位置。

6. 女性乳房

乳房的位置和形态结构：乳头、乳晕、乳腺叶、输乳管。

实验十四 生殖系统微细结构

【实验目的】

在显微镜下辨认睾丸、卵巢、子宫的组织结构特点。

【实验准备】

1. 睾丸切片。

2. 卵巢切片。

3. 子宫切片。

注：切片均为 HE 染色。

【实验学时】

1 学时。

【实验内容】

1. 睾丸切片

（1）肉眼观察：组织表面的红色带即白膜。

（2）低倍镜：在睾丸实质内可见许多生精小管的断面，生精小管之间的结缔组织为睾丸间质。

（3）高倍镜：

1）生精小管：管壁由多层细胞构成，外围的红色细线为基膜。在靠近基膜处可见许多体积小、核圆而染色深的细胞，即精原细胞。精原细胞内侧，体积最大，细胞核呈丝球状的为初级精母细胞。靠近管腔，体积小，细胞核染色深浓的是精子细胞。在生精小管管腔内可观察到精子。精子头部呈点状，染成蓝色，尾部常被切断，不易看到。

2）间质细胞：分布在睾丸间质内，单个或成群存在，细胞呈圆形或多边形，细胞质染成淡红色，核圆。

2. 卵巢切片

（1）低倍镜：皮质位于卵巢浅部，占卵巢实质的大部分，其内有许多不同发育阶段的卵泡。髓质位于皮质深部，由疏松结缔组织及血管等构成。

（2）高倍镜：主要观察皮质区。

1）原始卵泡：位于皮质浅层。中央有一个较大的初级卵母细胞，染色较淡。初级卵母细胞周围有一层扁平的细胞，此即卵泡细胞。

2）生长卵泡：可以观察到不同发育阶段的生长卵泡，其大小虽有较大差异，但其结构有下列共同特点：初级卵母细胞逐渐增大；初级卵母细胞与卵泡细胞之间有透明带；卵泡细胞为多层；卵泡细胞间出现大小不等的卵泡腔；卵泡周围的结缔组织形成卵泡膜。

3）成熟卵泡：结构与晚期生长卵泡相似，但体积更大，整个卵泡向皮质表面凸出，但在一般切片标本中多不易见到。

4）黄体：由颗粒黄体细胞和膜黄体细胞组成，颗粒黄体细胞较大，染色较浅；膜黄体细胞较小，染色较深，多位于黄体周边部。黄体周围有结缔组织包绕，黄体内可见有丰富的毛细血管。

3. 子宫切片（内膜为增生期）

（1）肉眼观察：子宫壁很厚，其中染成紫蓝色的部分为子宫内膜，染成红色的部分，主要是肌层。

（2）低倍镜：子宫壁分为内膜、肌层和浆膜。浆膜有时可能未切到。肌层较厚，平滑肌纤维交叉排列，分层不明显。内膜有许多子宫腺，较直，但有些已开始弯曲。

（3）高倍镜：

1）内膜：浅层为单层柱状上皮，染成淡紫色，少数细胞有纤毛，多数无纤毛，为分泌细胞。上皮深面为固有层，由较致密的结缔组织构成，其内可见由单层柱状上皮构成的腺腔狭窄的子宫腺，以及许多小血管断面。

2）肌层：为平滑肌，很厚。肌层的层次不很明显，其内血管很多。

（郭新庆）

实验十五 心及动脉大体结构

【实验目的】

1. 说出心的位置、外形及各心腔的结构特点,心传导系和心的血管。
2. 描述主动脉的行程和分部及主动脉弓的分支。
3. 说出颈总动脉、颈内动脉、颈外动脉、锁骨下动脉的位置以及颈外动脉和锁骨下动脉的主要分支。
4. 描述腋动脉、肱动脉、桡动脉和尺动脉的位置。
5. 说出胸主动脉和腹主动脉的主要分支的名称、位置及主要脏支的分布范围,髂总动脉、髂内动脉和髂外动脉的位置。
6. 说出股动脉、腘动脉、胫后动脉、胫前动脉和足背动脉位置。

【实验准备】

1. 心的标本和模型,心传导系模型。
2. 主动脉标本、头颈部动脉标本、上下肢动脉标本、胸腹盆部动脉标本。
3. 全身血管标本和人体半身模型。

【实验学时】

2学时。

【实验内容】

1. 心
（1）心的位置和外形:心尖、心底、胸肋面、膈面、心右缘、心左缘、冠状沟、前室间沟、后室间沟。
（2）心各腔结构:右心房（右心耳、上腔静脉口、下腔静脉口、冠状窦口、右房室口、卵圆窝）;右心室（右房室口、三尖瓣、腱索、乳头肌、肺动脉口、肺动脉瓣）;左心房（左心耳、肺静脉口、左房室口）;左心室（左房室口、二尖瓣、腱索、乳头肌、主动脉口、主动脉瓣）。
（3）心传导系:窦房结、房室结、房室束的位置。
（4）心的血管:动脉（左冠状动脉、前室间支、旋支、右冠状动脉、后室间支的位置）;静脉（心大静脉、心中静脉、心小静脉、冠状窦的位置）。
（5）心包:纤维心包、浆膜心包（壁层、脏层和心包腔）。
2. 肺循环的血管 肺动脉干及动脉韧带、左肺动脉、右肺动脉、肺静脉。
3. 主动脉的位置和分部 主动脉升部、主动脉弓、胸主动脉和腹主动脉及主动脉弓的分支（头臂干、左颈总动脉、左锁骨下动脉）。
4. 头颈部的动脉 颈总动脉、颈内动脉、颈外动脉、甲状腺上动脉、面动脉、上颌动脉、颞浅动脉、锁骨下动脉、椎动脉、胸廓内动脉、甲状颈干、颈动脉窦、颈动脉小球。
5. 上肢的动脉 腋动脉、肱动脉、尺动脉、桡动脉、掌浅弓、掌深弓。

6. 胸主动脉 支气管动脉、食管动脉、肋间后动脉、肋下动脉。

7. 腹盆部的动脉 腹腔干、肠系膜上动脉、肠系膜下动脉、肾上腺中动脉、肾动脉、睾丸动脉（或卵巢动脉）、髂总动脉、髂内动脉、髂外动脉、阴部内动脉、腹壁下动脉。

8. 下肢的动脉 股动脉、腘动脉、胫后动脉、胫前动脉、足背动脉、足底内侧动脉、足底外侧动脉。

（夏广军）

实验十六 静脉大体结构

【实验目的】

1. 描述上腔静脉、头臂静脉、颈内静脉、锁骨下静脉、静脉角、奇静脉、颈外静脉、头静脉、贵要静脉、肘正中静脉的位置。

2. 描述下腔静脉、髂总静脉、髂内静脉、髂外静脉、肾静脉、大隐静脉、小隐静脉、肝门静脉、肠系膜上静脉、脾静脉的位置；肝门静脉侧支循环途径。

【实验准备】

1. 头颈部静脉模型。
2. 胸腹盆部静脉标本。
3. 上下肢静脉标本。
4. 全身浅静脉模型。
5. 肝门静脉侧支循环模型。

【实验学时】

1学时。

【实验内容】

1. 上腔静脉系 上腔静脉、头臂静脉、静脉角、颈内静脉、面静脉、颞浅静脉、上颌静脉、颈外静脉、锁骨下静脉、手背静脉网、头静脉、贵要静脉、肘正中静脉、奇静脉、食管静脉丛、食管静脉、肋间后静脉、胸廓内静脉。

2. 下腔静脉系 下腔静脉、髂总静脉、髂内静脉、髂外静脉、足背静脉弓、大隐静脉、小隐静脉、睾丸静脉（卵巢静脉）、肾静脉、肾上腺静脉、肝静脉、肝门静脉、肠系膜上静脉、脾静脉、肠系膜下静脉、胃左静脉、附脐静脉、脐周静脉网、直肠静脉丛、直肠上静脉、直肠下静脉。

（付广权）

实验十七 脉管系统微细结构

【实验目的】

在低倍镜下辨认中等动静脉和心壁的组织结构特点。

【实验准备】

1. 中等动静脉横断面切片。
2. 心切片。
注: 切片均为 HE 染色。

【实验学时】

1 学时。

【实验内容】

1. 中等动静脉横切片
（1）肉眼观察: 标本中壁厚、腔圆而小的为中动脉; 壁薄、腔大而不规则的是中静脉。
（2）低倍镜: 先观察中动脉, 由管腔面向外, 依次观察管壁的内膜、中膜和外膜。
1）内膜: 很薄, 内皮细胞的轮廓不清晰, 但细胞核很明显; 内弹性膜因管壁收缩而呈波浪状, 染成亮红色; 内皮与内弹性膜之间有少量的结缔组织。
2）中膜: 最厚, 主要由环形的平滑肌纤维构成, 内有少量弹性纤维和胶原纤维。
3）外膜: 较中膜稍薄, 主要由结缔组织构成, 含有小血管和小神经。外膜在接近中膜处有较发达的弹性纤维。低倍镜下中静脉管腔不规则, 管壁较中动脉薄, 也分内膜、中膜和外膜3 层, 但其界限不如中动脉明显。
2. 心壁切片
（1）肉眼观察: 组织呈红色带状, 其凹凸不平的一面为心腔面。
（2）低倍镜: 心内膜较薄, 表面为一层内皮细胞构成。内皮外周的一薄层结缔组织, 染色较深, 为内皮下层; 再向外为心内膜下层, 着色较浅, 主要为疏松结缔组织, 在心内膜下层内还可见到不同切面的 purkinje 纤维网, 它较心肌纤维粗大, 染色也较浅淡。心肌层最厚, 心肌纤维呈不同方向的切面, 肌纤维之间有丰富的毛细血管。心外膜为浆膜, 其表层为间皮, 间皮下有少量的结缔组织。

【实验作业】

1. 中等动脉、静脉在结构上有何异同点? 在低倍镜下绘出中等动脉、静脉图, 并注明内膜、中膜和外膜。
2. 心壁有何结构特点?

（付广权）

实验十八 淋巴系统大体结构

【实验目的】

1. 说出胸导管、右淋巴导管的位置, 腋淋巴结群和腹股沟淋巴结群的位置。
2. 说出脾的位置和形态。

【实验准备】

1. 胸导管、右淋巴导管标本和模型,腋淋巴结群、腹股沟淋巴结群标本和模型。
2. 脾的标本和模型。

【实验学时】

1学时。

【实验内容】

淋巴系 淋巴管、淋巴干(颈干、锁骨下干、支气管纵隔干、腰干、肠干)、胸导管、乳糜池、右淋巴导管、腋淋巴结群、腹股沟淋巴结群、脾门、脾切迹。

(贾明明)

实验十九 淋巴系统微细结构

【实验目的】

在镜下辨认淋巴结和脾的组织结构特点。

【实验准备】

1. 淋巴结切片。
2. 脾切片。
3. 胸腺切片。
注:切片均为 HE 染色。

【实验学时】

1学时。

【实验内容】

1. 淋巴结切片
(1)肉眼观察:外周部着色较深,是皮质;中央部染色较浅,是髓质。
(2)低倍镜:淋巴结表层染成淡红色的薄膜,是结缔组织被膜。淋巴结实质内长短不等的淡粉色棒状结构是小梁。
1)皮质:皮质浅层内由淋巴组织聚集成的圆球形结构即淋巴小结,淋巴小结中央染色较浅的区域为生发中心,弥散分布于淋巴小结之间和皮质深层的淋巴组织是副皮质区。淋巴小结与被膜之间,以及淋巴小结与小梁之间的染色浅淡区为皮质内的淋巴窦。
2)髓质:髓质内由淋巴组织聚集成的条索状结构即髓索。髓索之间和髓索与小梁之间的染色浅淡区是髓质内的淋巴窦。找一细胞分布较稀疏的髓质淋巴窦,换高倍镜观察。
(3)高倍镜:淋巴窦内的细胞主要是网状细胞和巨噬细胞等。

2. 脾切片

（1）低倍镜：脾的表面有较厚的结缔组织和平滑肌形成的被膜。由被膜发出索状的小梁伸入实质内，小梁呈粉红色，被切成块状或索状。实质分白髓和红髓。白髓散布于红髓内，其中包在中央动脉周围的淋巴组织称动脉周围淋巴结鞘，在其一侧可见由淋巴细胞密集而成的球形结构称淋巴小结（又称脾小体）。红髓由脾索和脾窦构成。

（2）高倍镜：脾索呈索条状交织成网，内含 B 细胞、网状细胞、巨噬细胞及红细胞等。脾窦生于脾索之间，为不规则的网状间隙。

3. 胸腺切片

低倍镜：胸腺表面包有结缔组织被膜。实质分为许多不完整的小叶，每一小叶又可分为周边的皮质和中央的髓质。皮质由密集的淋巴细胞和上皮性网状细胞组成，染色较深；髓质内淋巴细胞较少而上皮性网状细胞较多，着色较浅。髓质内常见粉红色的胸腺小体，它是由多层扁平的上皮性网状细胞围成的同心圆结构。

【实验作业】

在低倍镜下绘出淋巴结组织结构。

（贾明明）

实验二十　感觉器大体结构

【实验目的】

1. 在标本和模型上辨识视器、前庭蜗器的形态、位置和结构。
2. 能在模型上说出视器和前庭蜗器的结构。

【实验准备】

1. 眼肌的模型与标本。
2. 眼球模型。
3. 前庭蜗器模型与标本。
4. 内耳、中耳、听小骨模型。
5. 耳的解剖标本和模型。

【实验学时】

2 学时。

【实验内容】

（一）眼

1. 在眼球标本和模型上，观察眼球的外形和视神经的附着处。
2. 在猪眼球冠状面标本的前半部上，由后向前依次观察以下结构：

（1）充满于眼球内的透明胶状物，即为玻璃体。

（2）玻璃体前方为透明的晶状体。

（3）晶状体周围的黑色环形增厚部为睫状体,其前份的后面,呈放射状排列的皱襞即睫状突。

（4）晶状体与睫状突之间有纤细的睫状小带。

（5）去除晶状体,可见到位于其前方的虹膜,虹膜中央的孔称瞳孔。

（6）角膜是眼球壁外层前部的透明薄膜。角膜与晶状体之间的间隙称眼房,被虹膜分为前房和后房。

3. 在猪眼球冠状切面标本的后半部上,由前向后观察下列内容:

（1）透过玻璃体可见到乳白色的视网膜,易从眼球壁剥离。

（2）在视网膜上可见红色细线状的视网膜中央动脉的分支,各支都来自视神经盘。

（3）去除玻璃体和视网膜,可见一层黑褐色的薄膜即脉络膜。

（4）脉络膜外周的一层乳白色结构即巩膜。

4. 在活体上,观察角膜、巩膜、虹膜和瞳孔。

5. 在活体上,观察以下结构:①上下睑缘和睫毛;②内眦和外眦;③上下睑缘在近内眦处的泪点;④睑结膜和球结膜以及结膜上下穹的位置。

6. 在泪器的解剖标本上,观察泪腺的形态和位置;泪囊、泪点、泪小管和鼻泪管的位置。

7. 在眼球外肌的解剖标本上,观察上睑提肌、上直肌、下直肌、内直肌、外直肌、和上斜肌、下斜肌的位置。

（二）耳

1. 在耳的解剖标本上并结合活体,观察耳郭的形态;外耳道分部和弯曲。

2. 在颞骨的锯开标本和耳的解剖标本上,观察以下内容:

（1）鼓室的位置和形态;鼓室外侧壁即鼓膜的形态和分部;内侧壁上的前庭窗、蜗窗的形态;前壁与咽鼓管的连通关系;后壁与乳突窦的连通关系,乳突小房的形态;上壁（鼓室盖）与颅中窝的关系;下壁与颈内静脉的关系。

（2）听小骨的名称及连接关系。

3. 在耳的解剖标本上和内耳模型上,观察以下内容:

（1）内耳在颞骨中的位置,以及骨迷路和膜迷路的位置关系。

（2）骨半规管、前庭和耳蜗的位置和形态:①每个骨半规管上膨大的骨壶腹;②前庭外侧壁上的前庭窗与蜗管;③蜗窗的位置,以及环绕蜗轴的骨螺旋管和骨螺旋板。

（3）膜迷路各部的形态和位置:①膜半规管内的壶腹嵴;②前庭内的椭圆囊和球囊以及分别位于两囊壁上的椭圆囊斑和球囊斑;③耳蜗内的蜗管以及位于蜗管基底膜上的螺旋器;前庭阶和鼓阶的位置。

（方安宁、宋　振）

实验二十一　中枢神经系统大体结构

【实验目的】

1. 说出神经系统的常用术语。

2. 说出脊髓的位置、外形和内部结构。

3. 叙述脑干的位置、分部、外形和主要内部结构。

4. 说出小脑的位置和外形。

5. 简述间脑的位置和分部。

6. 叙述大脑半球的外形、分叶、主要沟回和主要内部结构。

【实验准备】

1. 脑和脊髓全貌标本,脑和脊髓水平切面标本,脊髓模型。

2. 脑干标本和模型,脑干神经核团模型。

3. 全脑标本和模型,各种切面的脑标本。

【实验学时】

2 学时。

【实验内容】

1. 概述 中枢神经系、周围神经系、脑、脊髓、脑神经、脊神经、躯体神经、内脏神经、灰质、白质、神经核、神经节、纤维束、神经。

2. 脊髓

(1)脊髓的位置和外形:前正中裂、后正中沟、前外侧沟、后外侧沟、颈膨大、腰骶膨大、脊髓圆锥、终丝、前根、后根、脊神经、脊神经节、马尾、脊髓节段。

(2)脊髓内部结构:灰质连合、前角(前柱)、后角(后柱)、侧角(侧柱)、中央管、前索、外侧索、后索、白质前连合。

3. 脑干

(1)脑干的位置和分部:延髓、脑桥和中脑。

(2)脑干的外形:前正中裂、锥体、锥体交叉、薄束结节、楔束结节、基底沟、菱形窝(第四脑室底)、大脑脚、脚间窝、上丘、下丘、四叠体或顶盖。

(3)脑干内部结构:脑神经核(动眼神经核、三叉神经运动核、面神经核、疑核、舌下神经核、动眼神经副核、迷走神经背核、孤束核、三叉神经感觉核);中继核(薄束核、楔束核、黑质、红核);脑干的纤维束(锥体束、内侧丘系、脊髓丘系、三叉丘系)。

4. 小脑

(1)小脑的位置和外形:小脑蚓、小脑半球和小脑扁桃体。

(2)小脑内部结构:小脑皮质、小脑髓体和齿状核。

5. 间脑

间脑的位置和分部:背侧丘脑、下丘脑、外侧膝状体、内侧膝状体、下丘脑、视交叉、视束、漏斗、垂体。

6. 端脑(大脑)

(1)大脑半球的外形:大脑半球、大脑纵裂、胼胝体、大脑沟、大脑回、上外侧面、内侧面、下面(底面)。

(2)大脑半球的分叶:额叶、顶叶、枕叶、颞叶和岛叶。

(3)主要的沟回:中央沟、外侧沟、顶枕沟、中央前沟、中央后沟、距状沟,中央前回、中央后回、额下回、颞横回、中央旁小叶、扣带回、边缘叶。

（4）大脑皮质功能定位区：躯体运动中枢、躯体感觉中枢、视觉中枢、听觉中枢、运动性语言中枢（说话中枢）。

（5）基底核：尾状核、豆状核（壳和苍白球）、杏仁体、屏状核。

（6）大脑白质：联络纤维、连合纤维、投射纤维（内囊）。

（7）内囊的分部：内囊前肢、内囊后肢、内囊膝。

（方安宁、胡小和）

实验二十二　周围神经系统大体结构

【实验目的】

1. 说出脊神经颈丛、臂丛、腰丛、骶丛的位置。

2. 描述膈神经、尺神经、正中神经、肌皮神经、桡神经、股神经、坐骨神经、胫神经、腓总神经、腓浅神经、腓深神经走行及分布。

3. 说出脑神经的名称，顺序和第Ⅲ、Ⅴ、Ⅶ、Ⅹ、Ⅻ对脑神经的分布概况以及第Ⅴ、Ⅹ对脑神经的主要分支及其分布。

4. 简述交感神经节的位置，交感干的组成和位置。

【实验准备】

1. 全身神经标本和上肢神经、下肢神经标本。

2. 脑神经标本和模型。

3. 内脏神经标本和模型。

【实验学时】

2学时。

【实验内容】

1. 脊神经　脊神经前支和后支。

（1）颈丛：组成、位置，膈神经。

（2）臂丛：组成、位置，尺神经、正中神经、肌皮神经、桡神经、腋神经。

（3）胸神经前支：肋间神经、肋下神经。

（4）腰丛：组成、位置，股神经、闭孔神经。

（5）骶丛：组成、位置，坐骨神经、胫神经、腓总神经、腓浅神经、腓深神经、阴部神经。

2. 脑神经　脑神经的名称和顺序。

（1）嗅神经：入颅部位，嗅球、嗅束。

（2）视神经：入颅部位，视交叉和视束。

（3）动眼神经：连脑部位、出颅部位和分布概况。

（4）滑车神经：连脑部位、出颅部位和分布概况。

（5）三叉神经：连脑部位，三叉神经节、眼神经、上颌神经和下颌神经。

（6）展神经的分布。

（7）面神经的分布概况。

（8）前庭蜗神经的分布概况。

（9）舌咽神经的分布概况。

（10）迷走神经：走行位置、主要分支的分布概况。

（11）副神经的分布。

（12）舌下神经的分布。

3. 内脏运动神经

（1）交感神经：低级中枢所在部位，椎旁节、椎前节、交感干的组成和位置。

（2）副交感神经：低级中枢所在部位，器官旁节、器官内节。

（诸清华、刘宏伟）

实验二十三　脑和脊髓被膜、血管及神经传导路大体结构

【实验目的】

1. 说出脑和脊髓被膜的层次和三层被膜形成的主要结构。

2. 说出各脑室及中脑水管的位置。

3. 叙述颈内动脉和椎动脉的颅内主要分支以及大脑动脉环的组成。

4. 说出躯干四肢意识性本体感觉传导路和浅感觉传导路、视觉传导路、皮质脊髓束和皮质核（脑干）束传导路。

【实验准备】

1. 脑和脊髓被膜标本和模型，脑室标本和模型。

2. 脑血管标本和模型。

3. 传导路模型。

【实验学时】

1学时。

【实验内容】

1. 脑和脊髓被膜

（1）硬膜：硬脊膜、硬膜外隙、硬脑膜、大脑镰、小脑幕、小脑幕切迹、硬脑膜窦（上矢状窦、横窦、乙状窦、海绵窦）。

（2）蛛网膜及其形成的结构：蛛网膜下隙、蛛网膜粒。

（3）软膜：软脊膜，软脑膜及脉络丛。

2. 脑室和脑脊液

侧脑室位置和分部：中央部、前角、后角和下角。

第三脑室位置和中脑水管的位置。

第四脑室位置及第四脑室正中孔和外侧孔。

3. 脑和脊髓的血管

（1）脑的动脉：颈内动脉、大脑前动脉、大脑中动脉、前交通动脉、后交通动脉、椎动脉、基底动脉、大脑后动脉。

（2）大脑动脉环的位置及组成：前交通动脉、大脑前动脉、颈内动脉、后交通动脉、大脑后动脉。

4. 传导路

（1）躯干四肢意识性本体感觉传导路：感受器的位置、由周围传入中枢的途径、三级神经元胞体所在的部位、传导途径中各纤维束的名称和交叉的部位，中枢投射定位。

（2）躯干四肢浅感觉传导路：感受器的位置、由周围传入中枢的途径、三级神经元胞体所在的部位、传导途径中各纤维束的名称和交叉的部位，中枢投射定位。

（3）视觉传导路：感受器的位置、由周围传入中枢的途径、三级神经元胞体所在的部位、传导途径中各纤维束的名称和交叉的部位，中枢投射定位。

（4）皮质脊髓束传导路：中枢起始部位、传导束经过的主要部位、交叉部位、交换神经元部位、终止部位。

（5）皮质核（脑干）束传导路：中枢起始部位、传导束经过的主要部位、对脑神经躯体运动核的支配概况、终止部位。

（路兰红）

实验二十四 内分泌系统大体结构

【实验目的】

1. 在标本上指出甲状腺的形态、分部及其位置。
2. 在标本上指出甲状旁腺的位置和形态。
3. 在标本上指出肾上腺的形态、位置及血液供应。
4. 在标本上指出脑垂体形态、位置和分部。

【实验准备】

1. 人脑及脑干标本、模型（示脑垂体及松果体的位置、形态）。
2. 甲状腺、喉及气管的标本、模型（示甲状腺的位置、形态）。
3. 腹腔标本、模型（示肾上腺的位置、形态）。
4. 内分泌系统多媒体教学资源（示各内分泌器官的形态、位置、毗邻）。

【实验学时】

1学时。

【实验内容】

1. 甲状腺

（1）指出甲状腺侧叶、甲状腺峡及锥状叶的位置，观察其与甲状软骨和气管的位置关系。

（2）指出甲状腺的神经支配和主要血管。

2. 甲状旁腺 观察甲状旁腺的形态,指出甲状旁腺与甲状腺被膜的位置关系。

3. 肾上腺

(1)指出肾上腺的位置,简单描述肾上腺与肾的位置关系。

(2)观察左、右肾上腺形态的区别。

(3)指出肾上腺上动脉、中动脉和下动脉的起止。

4. 垂体

(1)指出脑垂体的位置和分部;指出蝶鞍、垂体窝、蝶窦和枕骨大孔。

(2)指出垂体与下丘脑的连接,观察端脑、脑干、下丘脑、小脑、第三脑室、第四脑室的形态位置。

(王家增)

实验二十五 人体胚胎学

【实验目的】

1. 描述卵裂的过程、胚泡的结构特点、蜕膜的分部及各部的位置、胚盘的组成。

2. 说出各胎膜的位置、胎盘的结构。

【实验准备】

1. 卵裂及桑葚胚的模型。

2. 胚泡模型。

3. 胚盘模型。

4. 第 2~4 周的胚胎模型。

5. 妊娠子宫的剖面模型。

6. 脐带及胎盘的标本。

【实验学时】

2 学时。

【实验内容】

1. 卵裂 在卵裂及桑葚胚的模型上,观察卵裂球的形态、数量及大小的变化,以及桑葚胚的形成。

2. 胚泡 在胚泡剖面模型上,观察胚泡的滋养层、胚泡腔、内细胞团的位置。

3. 蜕膜 在妊娠子宫的剖面模型上观察子宫蜕膜与胚胎的关系。

(1)底蜕膜:位于胚胎与子宫肌层之间。

(2)包蜕膜:覆盖于胚胎的子宫腔面。

(3)壁蜕膜:是包蜕膜和底蜕膜以外的子宫内膜。

4. 胚盘的形成

(1)二胚层胚盘的形成,在第 2 周的胚胎模型上观察。

1)羊膜腔与卵黄囊:靠近滋养层的小腔是羊膜腔,与羊膜腔相邻的小囊是卵黄囊。

2）上胚层和下胚层：卵黄囊的顶是上胚层，羊膜腔的底是下胚层。内胚层与外胚层紧密相贴，构成二胚层胚盘。

3）胚外中胚层和胚外体腔：滋养层与羊膜腔及卵黄囊之间，排列松散的细胞是胚外中胚层；随着胚外体腔形成，胚外中胚层分为两部分：一部分衬在滋养层的内表面，另一部分覆盖在羊膜和卵黄囊的外表面，两者相连处为体蒂。

4）绒毛膜：由滋养层和胚外中胚层形成，它外表面的突起为绒毛。

（2）中胚层的形成：在胚盘模型上观察原条，原条由上胚层细胞迁移聚集形成。原条所在的一端，是胚盘的尾端。原条的中部凹陷，两侧稍隆起。原条的头端隆起，是原结。原条在上胚层、下胚层之间形成的细胞层，即中胚层。此时，上胚层、下胚层细胞分别被迁移来的上胚层细胞取代，分别改名为内胚层和外胚层。

5. 胎膜 在妊娠 3 个月的子宫剖面模型上观察。

（1）绒毛膜：观察绒毛，辨别丛密绒毛膜与平滑绒毛膜。

（2）卵黄囊：顶部包入胚体，余部卷入脐带。

（3）羊膜囊：位于胚外中胚层的内面。羊膜包于脐带的表面。羊膜所围成的腔是羊膜腔，胎儿置于羊膜腔内。

（4）脐带：呈圆索状，观察时注意其长度及粗细。脐带内有一对脐动脉、一条脐静脉及卵黄囊（后来闭锁）等结构。观察脐带的横切面标本，辨别脐动脉和脐静脉。

6. 胎盘 注意其形态、直径和厚度。辨别胎儿面与母体面。胎儿面光滑，中间连接脐带；母体面粗糙，有 15~20 个胎盘小叶。

【示教】

多媒体演示胚胎发育过程，指导学生对标本模型的观察。

（郝立宏）

第一章　绪　论

一、单项选择题

1. 构成组织的是
   A. 细胞和细胞外基质
   B. 细胞和组织液
   C. 细胞和纤维
   D. 纤维和基质
   E. 细胞间质和组织液
2. 器官是指
   A. 由不同的细胞构成
   B. 由不同的组织构成
   C. 由细胞和细胞外基质构成
   D. 由不同的细胞器构成
   E. 执行某一连续的功能
3. 系统是指
   A. 由不同的细胞构成
   B. 由不同的组织构成
   C. 由细胞和细胞外基质构成
   D. 由不同的细胞器构成
   E. 由不同器官构成,执行某一连续的功能
4. 石蜡切片法最常用的染色方法是
   A. HE 染色法
   B. 瑞氏染色法
   C. 镀银染法
   D. 亚甲蓝染色法
   E. 醛品红复染法
5. 组织学最常用的制片方法是
   A. 涂片
   B. 石蜡切片
   C. 磨片
   D. 铺片
   E. 冷冻切片
6. 对苏木精染料亲和力强的结构是
   A. 细胞核和核糖体
   B. 细胞质
   C. 细胞外基质
   D. 糖原
   E. 脂类

7. 扫描电镜主要用于观察
    A. 细胞膜的内部结构   B. 细胞器的内部结构
    C. 细胞表面立体结构   D. 细胞核的内部结构
    E. 细胞质的内部结构

8. 观察细胞内部超微结构首选
    A. 普通光学显微镜   B. 相差显微镜
    C. 透射电镜   D. 扫描电镜
    E. 暗视野显微镜

9. 人体的系统**不包括**
    A. 呼吸和消化系统   B. 循环和免疫系统
    C. 泌尿和生殖系统   D. 内分泌和神经系统
    E. 体液系统

10. 下述哪个器官**不属于**内脏
    A. 气管   B. 肾   C. 胃
    D. 脑   E. 子宫

11. 面是指
    A. 头的前部   B. 头的后部
    C. 颈的前部   D. 颈的后部
    E. 躯干的前部

12. 躯干的前面**不包括**
    A. 胸部   B. 腹部   C. 盆部
    D. 会阴部   E. 臀部

13. 呈左右方向,将人体分为前、后两部的切面,称
    A. 矢状面   B. 冠状面   C. 水平面
    D. 垂直面   E. 横切面

14. 描述人体各局部或器官、结构与人体正中矢状面相对距离关系的名词为
    A. 前和后   B. 内和外
    C. 内侧和外侧   D. 上和下
    E. 近侧和远侧

15. 以体表为标准描述器官或结构的名词为
    A. 上和下   B. 前和后   C. 内和外
    D. 内侧和外侧   E. 浅和深

16. 表示与体腔或有腔器官的空腔相互位置关系的名词为
    A. 上和下   B. 前和后   C. 内和外
    D. 内侧和外侧   E. 浅和深

二、名词解释

1. 内脏

2. 嗜酸性与嗜碱性

3. 矢状面

三、简答题

1. 何谓解剖学姿势？
2. 何谓组织？人体有哪几种基本组织？

四、论述题

试述人体的构成。

（郝立宏）

第二章 细 胞

一、单项选择题

1. 人体结构和功能的基本单位是
   A. 基质　　　　　　　　B. 细胞核　　　　　　　　C. 细胞
   D. 蛋白质　　　　　　　E. 核酸

2. 关于细胞的描述正确的是
   A. 很多细胞具有分裂增殖和定向分化的功能
   B. 由细胞膜和细胞质构成
   C. 所有细胞都有细胞核
   D. 细胞膜是单分子层结构
   E. 细胞的位置是固定的

3. 细胞膜中含量最丰富的脂质是
   A. 磷脂　　　　　　　　B. 胆固醇　　　　　　　　C. 糖脂
   D. 神经节苷脂　　　　　E. 唾液酸

4. 在细胞周期中，DNA 复制发生在
   A. G_1 期　　　　　　　B. S 期　　　　　　　　　C. G_2 期
   D. M 期　　　　　　　　E. Y 期

5. 细胞膜的特性是
   A. 流动性和对称性　　　　　　　　B. 不流动性和对称性
   C. 流动性和不对称性　　　　　　　D. 极性和对称性
   E. 流动性和不对称性

6. 细胞膜的主要组成成分是
   A. 糖类和核酸　　　　　　　　　　B. 核酸和蛋白质
   C. 糖类和蛋白质　　　　　　　　　D. 类脂和蛋白质
   E. 类脂和核酸

7. 细胞膜的功能**不包括**
   A. 细胞识别　　　　　　　　　　　B. 物质运输
   C. 酶的合成　　　　　　　　　　　D. 信息传递
   E. 免疫应答

8. 细胞器**不包括**

   A. 微体   B. 微粒体

   C. 过氧化物酶体   D. 高尔基复合体

   E. 内质网

9. 粗面内质网表面附着的颗粒是

   A. 微体   B. 微粒体   C. 核糖体

   D. 中心粒   E. 酶颗粒

10. 生物的遗传物质是

   A. 糖原   B. DNA   C. 酶

   D. 维生素   E. RNA

11. 下列结构**不需**借助特殊染色,在光镜下即可观察到的是

   A. 线粒体   B. 细胞核   C. 染色体

   D. 细胞膜   E. 溶酶体

12. 借助电镜观察细胞膜,**不正确**的是

   A. 磷脂为单分子层

   B. 两暗夹一明 3 层结构

   C. 暗带主要成分是蛋白质

   D. 明带主要成分是磷脂

   E. 磷脂头部是亲水端,朝向细胞内、外表面

13. 具有清除异物作用的细胞器是

   A. 溶酶体   B. 微体

   C. 高尔基复合体   D. 核糖体

   E. 线粒体

14. 细胞内有极性的细胞器是

   A. 细胞膜   B. 内质网

   C. 高尔基复合体   D. 线粒体

   E. 溶酶体

15. 细胞周期**不包括**

   A. G_1 期   B. S 期   C. G_2 期

   D. M 期   E. Y 期

16. 细胞中的**非膜性**细胞器为

   A. 溶酶体   B. 线粒体   C. 核糖体

   D. 高尔基复合体   E. 内质网

17. 人体细胞中氧化释能的细胞器是

   A. 滑面内质网   B. 粗面内质网   C. 线粒体

   D. 叶绿体   E. 细胞核

18. 核膜的结构特点**不包括**

   A. 双层膜   B. 与内质网相延续

   C. 外膜上有核纤层   D. 外膜上有核糖体

   E. 内外膜间有核周隙

19. 具有细胞内消化功能的细胞器有
    A. 溶酶体　　　　　　　　　　　B. 线粒体
    C. 微粒体　　　　　　　　　　　D. 微管
    E. 高尔基复合体
20. 下列细胞器被称为"细胞能量工厂"的是
    A. 内质网　　　　　　　　　　　B. 高尔基复合体
    C. 线粒体　　　　　　　　　　　D. 溶酶体
    E. 细胞核

二、名词解释

1. 细胞分化
2. 细胞的运动性

三、简答题

1. 细胞的结构有哪些？有何功能？
2. 核糖体的结构有哪些？有何功能？如何分类？

四、论述题

试述细胞膜的流动性及意义。

（王家增）

第三章　基　本　组　织

一、单项选择题

1. 具有极性的细胞是
    A. 血细胞　　　　　　　　　　　B. 上皮细胞
    C. 骨细胞　　　　　　　　　　　D. 成纤维细胞
    E. 施万细胞
2. 上皮组织的结构特点**不包括**
    A. 细胞紧密排列　　　　　　　　B. 细胞外基质少
    C. 有血管　　　　　　　　　　　D. 有神经末梢
    E. 细胞具有极性
3. 间皮分布于
    A. 血管　　　　　　B. 淋巴管　　　　　　C. 胸膜
    D. 黏膜　　　　　　E. 食管
4. 内皮衬贴于
    A. 气管腔面　　　　　　　　　　B. 食管腔面
    C. 膀胱腔面　　　　　　　　　　D. 血管腔面
    E. 肾小管腔面

5. 肾小管上皮是
   A. 单层扁平上皮   B. 单层立方上皮
   C. 单层柱状上皮   D. 间皮
   E. 内皮

6. 变移上皮分布于
   A. 气管   B. 食管   C. 膀胱
   D. 结肠   E. 空肠

7. 杯状细胞常见于
   A. 单层扁平上皮   B. 假复层纤毛柱状上皮
   C. 复层扁平上皮   D. 单层立方上皮
   E. 变移上皮

8. 纤毛的内部有
   A. 微丝   B. 微管   C. 中间丝
   D. 张力丝   E. 角蛋白丝

9. 腺是
   A. 以腺细胞为主构成的腺上皮   B. 有大量分泌细胞的上皮
   C. 以腺上皮为主要成分构成的器官   D. 以分泌功能为主的上皮
   E. 由分泌部和导管部组成

10. 复层扁平上皮可见于
    A. 腹膜   B. 食管   C. 胃
    D. 气管   E. 小肠

11. 纤维成分较多而细胞和基质很少的组织是
    A. 疏松结缔组织   B. 致密结缔组织
    C. 脂肪组织   D. 网状组织
    E. 上皮组织

12. 能产生纤维和基质的细胞是
    A. 巨噬细胞   B. 肥大细胞   C. 浆细胞
    D. 成纤维细胞   E. 脂肪细胞

13. 巨噬细胞胞体内含有丰富的
    A. 线粒体   B. 溶酶体
    C. 高尔基体   D. 微体
    E. 核糖体

14. 产生抗体的细胞是
    A. T 细胞   B. 浆细胞
    C. 肥大细胞   D. 成纤维细胞
    E. 单核细胞

15. 浆细胞胞质呈强嗜碱性是因为
    A. 粗面内质网发达   B. 滑面内质网发达
    C. 大量线粒体   D. 大量溶酶体
    E. 大量高尔基复合体

16. 肥大细胞的胞质中充满
    - A. 嗜酸性颗粒
    - B. 嗜碱性颗粒
    - C. 中性颗粒
    - D. 嗜银性颗粒
    - E. 嗜天青颗粒

17. 胞质内含有肝素的是
    - A. 巨噬细胞
    - B. 肥大细胞
    - C. 成纤维细胞
    - D. 淋巴细胞
    - E. 浆细胞

18. 与产生过敏反应有关的细胞是
    - A. 嗜酸性粒细胞
    - B. 巨噬细胞
    - C. 淋巴细胞
    - D. 肥大细胞
    - E. 中性粒细胞

19. 在患过敏性疾病或寄生虫病时，血液中哪一种白细胞数量明显增多
    - A. 中性粒细胞
    - B. 嗜碱性粒细胞
    - C. 嗜酸性粒细胞
    - D. 单核细胞
    - E. 淋巴细胞

20. 哪种纤维又称嗜银纤维
    - A. 胶原纤维
    - B. 弹性纤维
    - C. 网状纤维
    - D. 肌纤维
    - E. 肌原纤维

21. 透明软骨分布在
    - A. 耻骨联合
    - B. 气管软骨
    - C. 耳郭
    - D. 椎间盘
    - E. 会厌软骨

22. 弹性软骨分布在
    - A. 气管软骨
    - B. 耻骨联合
    - C. 耳郭
    - D. 椎间盘
    - E. 肋软骨

23. 骨松质内**不含有**
    - A. 血管
    - B. 神经
    - C. 哈弗氏系统
    - D. 骨髓
    - E. 淋巴管

24. 红细胞的平均直径是
    - A. 4.5μm
    - B. 6.5μm
    - C. 7.5μm
    - D. 10μm
    - E. 12μm

25. **不含**细胞器的细胞是
    - A. 白细胞
    - B. 红细胞
    - C. 粒细胞
    - D. 单核细胞
    - E. 淋巴细胞

26. 血液大约占体重的
    - A. 5%
    - B. 7%
    - C. 10%
    - D. 12%
    - E. 20%

27. 血液的组成是
    - A. 红细胞和白细胞
    - B. 红细胞、白细胞和血小板
    - C. 血浆、血细胞和血小板
    - D. 血清和血细胞

E. 血浆和血细胞

28. 红细胞的平均寿命一般为

    A. 数周   B. 数天   C. 12~24h

    D. 120d   E. 150d

29. 红细胞胞质内主要含有

    A. 肌红蛋白   B. 血红蛋白

    C. 糖蛋白   D. 脂蛋白

    E. 肌钙蛋白

30. 正常成人男性血液中红细胞的正常值是

    A.（3.5~5.0）×10^{12}/L   B.（4.0~5.5）×10^{12}/L

    C.（4.0~5.0）×10^{9}/L   D.（3.5~5.5）×10^{9}/L

    E.（4.5~5.5）×10^{9}/L

31. 成人血中白细胞的正常值为

    A.（4~10）×10^{9}/L   B.（40~100）×10^{9}/L

    C.（400~1 000）×10^{9}/L   D.（4 000~10 000）×10^{9}/L

    E.（4~10）×10^{12}/L

32. 在成人，网织红细胞占红细胞总数的

    A. 0.5%~1.5%   B. 2.5%~3.5%   C. 5.5%~6.5%

    D. 8.5%~9.5%   E. 50%~70%

33. 网织红细胞内残留的细胞器是

    A. 粗面内质网   B. 滑面内质网

    C. 核糖体   D. 高尔基复合体

    E. 线粒体

34. 抗凝血离心沉淀后从上到下可分出如下 3 层

    A. 血清、白细胞、红细胞   B. 血清、红细胞、白细胞

    C. 血浆、白细胞、红细胞   D. 血浆、白细胞和血小板、红细胞

    E. 白细胞和血小板、血浆、红细胞

35. 女性血红蛋白的正常值是

    A. 80~100g/L   B. 110~150g/L

    C. 50~80g/L   D. 160~180g/L

    E. 180~200g/L

36. 骨骼肌细胞的形态是

    A. 多突起   B. 梨形   C. 球形

    D. 长圆柱形   E. 立方

37. 心肌细胞的形态是

    A. 梨形   B. 柱状分叉   C. 多突起

    D. 长棱形   E. 立方

38. 平滑肌细胞的形态是

    A. 圆形   B. 长梭形   C. 柱形

    D. 立方   E. 多突起

39. 心肌纤维超微结构,正确的是
    A. 肌原纤维明显　　　　B. 横小管较粗　　　　C. 肌质网发达
    D. 终池发达　　　　　　E. 三联体多见

40. 骨骼肌纤维的肌膜向内凹陷形成
    A. 小凹　　　　　　　　B. 肌质网　　　　　　C. 终池
    D. 横小管　　　　　　　E. 纵小管

41. 以下哪种蛋白质**不参与**组成肌丝
    A. 肌球蛋白　　　　　　B. 原肌球蛋白　　　　C. 肌红蛋白
    D. 肌钙蛋白　　　　　　E. 肌动蛋白

42. 肌节包括
    A. 1/2 Ⅰ带 +A 带 +1/2 Ⅰ带　　　　B. 1/2 H 带 + Ⅰ带 +1/2 H 带
    C. 1/2 Ⅰ带 +Z 线 +1/2 Ⅰ带　　　　D. Ⅰ带 +A 带
    E. Z 线 +M 线

43. 下列哪种纤维可称为细胞
    A. 肌纤维　　　　　　　B. 胶原纤维　　　　　C. 神经纤维
    D. 弹性纤维　　　　　　E. 网状纤维

44. 肌质网是
    A. 微丝　　　　　　　　B. 粗面内质网　　　　C. 高尔基复合体
    D. 滑面内质网　　　　　E. 线粒体

45. 肌质网内储存有
    A. 镁离子　　　　　　　B. 钾离子　　　　　　C. 钙离子
    D. 钠离子　　　　　　　E. 锌离子

46. 心肌纤维连接处的结构是
    A. 突触　　　　　　　　B. 闰盘　　　　　　　C. 黏多糖
    D. 紧密连接　　　　　　E. 横纹

47. 神经元细胞核的特点为
    A. 分叶状,位于细胞体中央,着色深
    B. 大而圆,位于胞体中央,着色浅,核仁明显
    C. 新月形,偏位,核仁明显
    D. 长椭圆形,核仁不明显
    E. 大而圆,核仁不明显

48. 电镜下尼氏体是由
    A. 许多粗面内质网和微管组成
    B. 许多粗面内质网和溶酶体组成
    C. 许多粗面内质网和线粒体组成
    D. 许多粗面内质网和滑面内质网组成
    E. 许多粗面内质网和游离核糖体组成

49. 神经元合成蛋白质的结构是
    A. 溶酶体　　　　　　　B. 滑面内质网　　　　C. 线粒体
    D. 神经原纤维　　　　　E. 尼氏体

50. 周围神经系统内的神经胶质细胞有
   A. 星形胶质细胞　　　　B. 少突胶质细胞　　　　C. 小胶质细胞
   D. 施万细胞　　　　　　E. 室管膜细胞

51. 神经原纤维分布于
   A. 肌细胞内　　　　　　B. 神经细胞内　　　　　C. 骨细胞内
   D. 脂肪细胞内　　　　　E. 神经胶质细胞

52. 神经元的轴突内**不含有**的结构是
   A. 尼氏体　　　　　　　B. 微管　　　　　　　　C. 线粒体
   D. 神经丝　　　　　　　E. 小泡

53. 神经元按功能分**不包括**
   A. 感觉神经元　　　　　　　　　B. 多极神经元
   C. 中间神经元　　　　　　　　　D. 运动神经元
   E. 传入神经元

54. 突触中含有神经递质的结构是
   A. 突触前膜　　　　　　B. 突触后膜　　　　　　C. 线粒体
   D. 微管　　　　　　　　E. 突触小泡

55. 化学性突触的结构**不包括**
   A. 突触前成分　　　　　B. 突触后成分　　　　　C. 突触间隙
   D. 突触缝管　　　　　　E. 突触小泡

56. 神经纤维是指
   A. 神经元突起
   B. 神经胶质细胞突起
   C. 神经元外包神经胶质细胞构成
   D. 肌纤维包神经胶质细胞构成
   E. 神经元长轴突外包神经胶质细胞构成

57. 游离神经末梢**不分布**在
   A. 表皮　　　　　　　　B. 角膜　　　　　　　　C. 浆膜
   D. 黏膜上皮　　　　　　E. 肌梭

58. 感受压觉的神经末梢是
   A. 触觉小体　　　　　　　　　　B. 肌梭
   C. 运动终板　　　　　　　　　　D. 环层小体
   E. 游离神经末梢

二、名词解释

1. 内皮
2. 间皮
3. 微绒毛
4. 纤毛
5. 基膜
6. 组织液

7. 哈弗氏系统

8. 血清

9. 肌节

10. 神经元

11. 尼氏体

12. 突触

13. 神经纤维

三、简答题

1. 被覆上皮有哪些类型？如何分布？

2. 简述疏松结缔组织中有哪些细胞？主要功能如何？

3. 结缔组织细胞间质中三种纤维有何区别？

4. 各类肌纤维光镜下结构有何特点？

5. 骨骼肌纤维超微结构有何特点？

6. 心肌纤维超微结构有何特点？

7. 以多极神经元为例，神经元胞体细胞质结构有何特点？

8. 神经元突起有几种？各自有何特点。

9. 何为化学突触？电镜下其结构如何？

10. 周围神经系统有髓神经纤维的结构有何特点？

四、论述题

论述骨骼肌收缩原理。

（马红梅）

第四章 运 动 系 统

一、单项选择题

1. 运动系统包括
   A. 骨、关节与肌　　　　　　　　B. 软骨与肌
   C. 骨连结与肌　　　　　　　　　D. 骨、骨连结、骨骼肌
   E. 骨骼、关节、韧带

2. **不属于**长骨的是
   A. 指骨　　　　　　　B. 肱骨　　　　　　　C. 尺骨
   D. 股骨　　　　　　　E. 胸骨

3. 关于骨的构造，描述完整的是
   A. 由骨密质、骨松质、骨膜构成
   B. 由骨密质、骨松质、红骨髓构成
   C. 由骨膜、骨质、骨髓构成
   D. 骨的表面全部被覆有骨膜

E. 由骨密质、骨松质、黄骨髓构成

4. 具有造血功能的是

    A. 骨密质   B. 红骨髓

    C. 黄骨髓   D. 关节软骨

    E. 骨膜

5. 婴幼儿的骨易发生变形的原因是

    A. 无机质含量相对多   B. 有机质含量多

    C. 有机质和无机质均少   D. 骨密质较少

    E. 骨松质较多

6. 关节的基本结构包括

    A. 关节腔、关节囊、关节面、韧带   B. 关节囊、关节腔、关节软骨

    C. 关节面、关节囊、关节腔   D. 关节面、关节囊、韧带

    E. 关节囊、关节腔、关节面、关节盘

7. 胸骨角两侧平对

    A. 第 1 肋   B. 第 3 肋   C. 第 4 肋

    D. 第 7 肋   E. 第 2 肋

8. 属于脑颅骨的是

    A. 颧骨   B. 筛骨   C. 泪骨

    D. 上颌骨   E. 腭骨

9. 具有鼻旁窦的骨是

    A. 筛骨、蝶骨、额骨、枕骨   B. 颞骨、上颌骨、颧骨、下颌骨

    C. 上颌骨、蝶骨、额骨、筛骨   D. 额骨、蝶骨、颧骨、上颌骨

    E. 筛骨、上颌骨、下颌骨、蝶骨

10. 关于肩关节的描述,正确的是

    A. 关节囊各壁均有肌腱加强

    B. 关节囊内有肱三头肌长头腱通过

    C. 关节囊前壁薄弱

    D. 关节囊内有肱二头肌长头腱通过

    E. 关节盂大而深

11. 属于躯干肌的是

    A. 冈上肌   B. 斜方肌

    C. 旋前圆肌   D. 冈下肌

    E. 三角肌

12. 最重要的呼吸肌是

    A. 胸大肌   B. 胸小肌   C. 前锯肌

    D. 膈   E. 腹横肌

13. 属于臂肌后群的是

    A. 旋后肌   B. 肱二头肌   C. 肱三头肌

    D. 三角肌   E. 胸大肌

二、名词解释

1. 胸骨角
2. 翼点
3. 界线
4. 腹股沟管
5. 斜角肌间隙

三、简答题

1. 为什么小儿骨易变形而老人骨易骨折?
2. 颅底内面观有哪些重要孔、裂?
3. 膈具有哪些功能? 膈有哪些裂孔? 膈的裂孔通过内容有哪些?
4. 关节的基本结构和辅助结构有哪些?
5. 主要的呼吸肌有哪些?

（刘　军、时炳钦）

第五章　消 化 系 统

一、单项选择题

1. 上消化道是指
   A. 从口腔到食管　　　　　　　　　B. 从口腔到胃
   C. 从口腔到十二指肠　　　　　　　D. 从口腔到空肠
   E. 从回肠到肛管
2. 属于上消化道的器官是
   A. 十二指肠　　　　　B. 空肠　　　　　C. 回肠
   D. 升结肠　　　　　　E. 肛管
3. **不具**味觉功能的是
   A. 丝状乳头　　　　　B. 菌状乳头　　　　　C. 轮廓乳头
   D. 叶状乳头　　　　　E. 会厌部黏膜
4. 下颌下腺导管开口于
   A. 舌系带　　　　　　B. 舌下阜　　　　　C. 舌下襞
   D. 舌扁桃体　　　　　E. 舌下腺大管
5. 梨状隐窝位于
   A. 喉腔　　　　　　　B. 鼻咽部　　　　　C. 口咽部
   D. 喉咽部　　　　　　E. 会厌部
6. 食管的描述正确的是
   A. 区分为颈部和胸部
   B. 有 4 处狭窄
   C. 第 2 狭窄在与右主支气管交叉处

D. 第 2 狭窄距切牙 20cm

E. 第 3 狭窄距切牙 40cm

7. 胃的描述正确的是

A. 分为胃底、胃体、贲门部和幽门部　　B. 入口为幽门

C. 上缘短称为角切迹　　D. 从腹前壁触不到胃

E. 出口为贲门

8. 十二指肠球位于

A. 回盲部　　B. 十二指肠降部

C. 十二指肠水平部　　D. 十二指肠升部

E. 十二指肠上部

9. 辨认空肠起点的主要标志是

A. 小肠系膜　　B. 大网膜

C. 小网膜　　D. 十二指肠悬韧带

E. 网膜囊

10. 空肠的描述正确的是

A. 位于右下腹　　B. 占空回肠全长的 3/5

C. 属于小肠　　D. 管径较细,肠壁较薄

E. 属于上消化道

11. 盲肠的描述正确的是

A. 是大肠的起始部　　B. 接空肠末端

C. 无肠脂垂,结肠带和结肠袋　　D. 是腹膜外位器官

E. 位于左髂窝内

12. 下列与阑尾的体表投影有关的骨性标志是

A. 左髂嵴　　B. 右髂前上棘

C. 耻骨结节　　D. 髂结节

E. 左髂前上棘

13. 结肠带,结肠袋和肠脂垂

A. 是空肠的特征　　B. 是直肠的特征

C. 是结肠和盲肠的特征　　D. 是回肠的特征

E. 是小肠的特征

14. 直肠的描述正确的是

A. 在第 2 骶椎前方起自乙状结肠

B. 直肠的齿状线是内痔和外痔的分界线

C. 骶曲凸向前

D. 会阴曲凸向后

E. 在矢状位上有骶曲和会阴曲

15. 人体最大的消化腺是

A. 肝　　B. 胰　　C. 脾

D. 肾　　E. 心

16. 肝的描述正确的是
    A. 膈面被肝圆韧带分为左右两叶　　　　B. 为腹膜外位器官
    C. 脏面的横沟为肝门　　　　　　　　　D. 正常成人不能触及肝下缘
    E. 肝门前为尾状叶

17. 将肝的膈面分为左右两叶的是
    A. 肝圆韧带　　　　　　　　　　　　　B. 镰状韧带
    C. 静脉韧带　　　　　　　　　　　　　D. 三角韧带
    E. 肝固有韧带

18. 肝的大部分位于
    A. 右季肋区和腹上区　　　　　　　　　B. 右季肋区和腹下区
    C. 左季肋区和腹上区　　　　　　　　　D. 左季肋区和腹下区
    E. 右季肋区和脐区

19. 肝的上界右侧最高点在右锁骨中线与第几肋相交
    A. 第 3 肋　　　　　　　　　　　　　　B. 第 4 肋
    C. 第 5 肋　　　　　　　　　　　　　　D. 第 6 肋
    E. 第 7 肋

20. 关于胆囊的说法**错误的**是
    A. 胆囊底的体表投影位于右锁骨中线与右侧肋弓交点
    B. 储存和浓缩胆汁
    C. 分底、体、颈、管四部分
    D. 位于肝脏面的胆囊窝内
    E. 分泌胆汁

21. 分泌胆汁的器官是
    A. 肝　　　　　　　　　　　　　　　　B. 胰
    C. 胆囊　　　　　　　　　　　　　　　D. 脾
    E. 胆总管

22. 腹膜的描述正确的是
    A. 是位于腹腔内封闭的浆膜囊
    B. 可分泌少量浆液,保护内脏,防止炎症扩散
    C. 空、回肠和肝、胃都属于腹膜内位器官
    D. 站立时,男性腹膜腔最低处是肝肾隐窝
    E. 男性的腹膜腔与外界相通

23. 属于腹膜外位器官的是
    A. 肝　　　　　　　B. 胆囊　　　　　　　C. 子宫
    D. 输尿管　　　　　E. 胃

24. 属于腹膜间位器官的是
    A. 肾　　　　　　　　　　　　　　　　B. 胰
    C. 膀胱　　　　　　　　　　　　　　　D. 直肠中段
    E. 直肠下段

25. 属于腹膜内位器官的是
    A. 盲肠、肝
    B. 卵巢、脾
    C. 输卵管、子宫
    D. 胆囊、阑尾
    E. 膀胱、胆囊
26. 大网膜的描述正确的是
    A. 前两层附着于胃大弯
    B. 后两层达肝门
    C. 无防御功能
    D. 内有胃左、右动脉
    E. 由肝胃韧带和肝十二指肠韧带两部分组成
27. 小网膜的两部分是
    A. 肝圆韧带、镰状韧带
    B. 肝胃韧带、镰状韧带
    C. 胃脾韧带、脾肾韧带
    D. 胃脾韧带、肝十二指肠韧带
    E. 肝胃韧带、肝十二指肠韧带
28. 女性在站位或坐位时，腹膜腔最低点是
    A. 直肠子宫陷凹
    B. 膀胱子宫陷凹
    C. 直肠膀胱陷凹
    D. 肝肾隐窝
    E. 肋膈隐窝

二、名词解释

1. 上消化道
2. 咽峡
3. 小肠绒毛
4. 麦氏点
5. 肝门
6. 门管区

三、简答题

1. 食管的 3 个生理性狭窄各位于何处？各处狭窄距切牙的距离为多少？有何临床意义？
2. 胃位于何处？胃的形态、分部是怎样的？
3. 大唾液腺有哪几对？其导管开口于何处？
4. 叙述肝脏面的形态结构。

四、论述题

胆汁在非进食和进食时的排出途径是怎样的？

（米志坚）

第六章 呼 吸 系 统

一、单项选择题

1. 上呼吸道是指
   A. 鼻、咽
   B. 鼻、咽、喉、气管
   C. 鼻、咽、喉
   D. 气管、主支气管
   E. 主支气管以上的呼吸道

2. 以下**不属于**鼻旁窦的是
   A. 上颌窦
   B. 额窦
   C. 蝶窦
   D. 筛窦
   E. 乳突窦

3. 上颌窦开口于
   A. 上鼻道
   B. 中鼻道
   C. 下鼻道
   D. 蝶筛隐窝
   E. 舌下襞

4. 构成喉支架的软骨成对的是
   A. 甲状软骨
   B. 杓状软骨
   C. 环状软骨
   D. 会厌软骨
   E. 气管软骨

5. 最大的喉软骨是
   A. 甲状软骨
   B. 环状软骨
   C. 会厌软骨
   D. 杓状软骨
   E. 软腭

6. 关于右主支气管说法**错误的**是
   A. 走行较垂直
   B. 比左主支气管短
   C. 比左主支气管稍细
   D. 气管异物多坠入右主支气管
   E. 与气管间夹角较大

7. 出入肺门的结构**不包括**
   A. 气管
   B. 主支气管
   C. 肺血管
   D. 淋巴管
   E. 神经

8. 关于肺泡的描述,**错误的**是
   A. 是进行气体交换的场所
   B. 由Ⅰ型肺泡细胞和Ⅱ型肺泡细胞组成
   C. Ⅱ型肺泡细胞参与构成气 - 血屏障
   D. 相邻肺泡间的结缔组织为肺泡隔
   E. 肺泡隔富含弹性纤维

9. 胸膜下界的体表投影在腋中线处与
   A. 第 6 肋相交
   B. 第 8 肋相交
   C. 第 10 肋相交
   D. 第 11 肋相交
   E. 第 12 肋相交

10. 胸膜是

    A. 覆盖于左肺、右肺的浆膜   B. 被覆于胸壁内面的浆膜

    C. 覆盖于膈上面的浆膜   D. 脏胸膜与壁胸膜的总称

    E. 覆盖于纵隔两侧面的浆膜

二、名词解释

1. 声带

2. 肺根

3. 肋膈隐窝

三、简答题

1. 空气中的 O_2 依次经过哪些结构才能进入血液循环?

2. 与鼻腔相通的结构有哪些? 分别开口于鼻腔何处?

3. 左、右主支气管的区别有哪些? 气管异物易坠入哪一侧?

（吴金英）

第七章　泌 尿 系 统

一、单项选择题

1. 关于肾以下说法中正确的是

    A. 为实质性器官,可分上、下面及前、后端

    B. 某些肾病患者,叩击肾区时可引起疼痛

    C. 肾位于脊柱两侧,左右两侧位置对称

    D. 肾位于腹膜后隙内,是腹膜内位器官

    E. 右肾上端平对第 11 胸椎体下缘,左肾上端平对第 12 胸椎体上缘

2. 关于肾蒂内主要结构排列关系说法中正确的是

    A. 由前向后分别为肾静脉、肾动脉、肾窦

    B. 由前向后分别为肾动脉、肾静脉、肾盂

    C. 由上向下分别为肾静脉、肾动脉、肾窦

    D. 由上向下分别为肾动脉、肾静脉、肾盂

    E. 由前向后分别为肾盂、肾动脉、肾静脉

3. 关于肾蒂以下说法中正确的是

    A. 右侧比左侧短   B. 左侧比右侧短

    C. 左侧和右侧长度相同   D. 左侧和右侧结构不同

    E. 左肾的手术难度较右肾大

4. 肾的被膜由外向内依次为

    A. 肾筋膜、脂肪囊、纤维囊   B. 肾筋膜、纤维囊、脂肪囊

    C. 纤维囊、脂肪囊、肾筋膜   D. 纤维囊、肾筋膜、脂肪囊

    E. 脂肪囊、肾筋膜、纤维囊

5. 关于肾的构造说法中**错误的**是
   - A. 肾冠状切面上可见肾实质分为皮质和髓质
   - B. 肾皮质为浅层 1/3，主要由肾小体和肾小管组成
   - C. 肾髓质为肾实质深部 2/3，主要由肾小管组成
   - D. 肾髓质内有 15~20 个肾锥体，底朝向肾门，尖朝向皮质
   - E. 伸入肾锥体之间的肾皮质，称肾柱

6. 肾单位的组成**不包括**
   - A. 肾小球
   - B. 肾小囊
   - C. 近端小管
   - D. 集合小管
   - E. 远端小管

7. 关于滤过膜的结构的特点哪项正确
   - A. 肾小球为无孔型毛细血管
   - B. 肾小球毛细血管的孔上都有隔膜
   - C. 足细胞裂孔上有裂孔膜
   - D. 足细胞突起包绕毛细血管，突起间无裂孔
   - E. 内皮与足细胞之间没有基膜

8. 关于肾小管说法中**错误的**是
   - A. 由单层上皮组成
   - B. 与肾小囊外层相续
   - C. 起于集合管
   - D. 肾小管有重吸收和排泄作用
   - E. 分为近端小管、细段和远端小管

9. 对输尿管描述**错误的**是
   - A. 位于肾蒂内
   - B. 终于膀胱
   - C. 按行程全长分为 3 部分
   - D. 全程有 3 处狭窄
   - E. 其壁内部长约 1.5cm

10. 膀胱的描述正确的是
    - A. 为腹膜内位器官
    - B. 由尖、底、体、颈 4 部分组成
    - C. 空虚时黏膜均呈不规则的皱襞
    - D. 女性膀胱后方与直肠相邻
    - E. 男性膀胱底与前列腺相邻

11. 膀胱黏膜的上皮是
    - A. 复层扁平上皮
    - B. 单层柱状上皮
    - C. 假复层纤毛柱状上皮
    - D. 变移上皮
    - E. 单层扁平上皮

12. 女性尿道描述正确的是
    - A. 较男性尿道短而窄
    - B. 开口于阴道前庭的尿道外口
    - C. 起自尿道内口，行于阴道后方
    - D. 周围的尿道阴道括约肌是平滑肌
    - E. 尿道外口后方为肛门

二、名词解释

1. 肾门
2. 肾蒂
3. 肾区
4. 肾单位
5. 滤过屏障
6. 膀胱三角

三、简答题

1. 肾的位置如何?
2. 输尿管有几个狭窄? 各有何意义?

四、论述题

1. 论述尿液的产生及其排泄途径。
2. 论述肾的血液循环特点。

（齐　莉）

第八章　生 殖 系 统

一、单项选择题

1. 关于男性生殖器的叙述,下列**错误的**是
   A. 分为内生殖器和外生殖器两部分
   B. 内生殖器都位于盆腔内
   C. 外生殖器都显露于体表
   D. 男性尿道属输精管道
   E. 男性附属腺体分泌物参与构成精液

2. 属于男性外生殖器的是
   A. 睾丸 　　　　　　　　　B. 阴囊
   C. 尿道球腺 　　　　　　　D. 附睾
   E. 前列腺

3. 属于男性生殖器附属腺的是
   A. 睾丸 　　　　　　　　　B. 附睾
   C. 射精管 　　　　　　　　D. 尿道球腺
   E. 输精管

4. 关于睾丸的叙述下列正确的是
   A. 位于阴囊内,属外生殖器
   B. 外形呈前后稍扁的椭圆形
   C. 睾丸内有 2~4 条盘曲的精曲小管

　　D. 精曲小管能分泌男性激素

　　E. 睾丸后缘有附睾附着

5. 有关精索的说法哪一种是**错误的**

　　A. 外面包有 3 层被膜

　　B. 其内有输尿管

　　C. 是腹股沟管深环至睾丸上端的柔软的圆索状结构

　　D. 输精管是精索的主要组成部分

　　E. 精索静脉曲张是蔓状静脉丛发生异常扩张和迂曲

6. 关于附睾正确的是

　　A. 贴附于睾丸的后缘和下方

　　B. 可分为头,尾两部

　　C. 具有贮存、营养精子,并能促进精子继续发育成熟的功能

　　D. 可在活体触摸到

　　E. 头部主要由附睾管构成

7. 进行输精管结扎术的常选部位是

　　A. 睾丸部 　　　　　　　　　　B. 精索部

　　C. 腹股沟管部 　　　　　　　　D. 盆部

　　E. 壶腹部

8. 射精管开口于尿道的

　　A. 前列腺部 　　　　　　　　　B. 膜部

　　C. 尿道球部 　　　　　　　　　D. 海绵体部

　　E. 舟状窝

9. 关于前列腺

　　A. 属于男性生殖腺 　　　　　　B. 与膀胱底相邻

　　C. 有尿道穿过 　　　　　　　　D. 排泄管开口于尿道膜部

　　E. 前面有前列腺沟

10. 在男性,经直肠前壁可触及

　　　A. 精囊 　　　　　　　　　　B. 输精管

　　　C. 射精管 　　　　　　　　　D. 前列腺

　　　E. 尿道球腺

11. 关于前列腺位置的叙述下列正确的是

　　　A. 位于尿生殖膈的上方 　　　B. 前面紧贴腹前壁

　　　C. 底与直肠相邻 　　　　　　D. 尖与膀胱相接触

　　　E. 后面与精囊和输精管壶腹相接触

12. 男性尿道的弯曲

　　　A. 耻骨下弯凹向下

　　　B. 耻骨前弯凹向上

　　　C. 导尿时须将阴茎上提便于导尿管进入膀胱

　　　D. 导尿时须将阴茎下压便于导尿管进入膀胱

  E. 耻骨前弯弯曲固定

13. 关于阴茎的叙述,下列正确的是

  A. 为一肌性器官

  B. 由 3 条阴茎海绵体构成

  C. 阴茎体位置固定

  D. 3 条海绵体的外面包有浅、深筋膜和皮肤

  E. 分为阴茎头和阴茎体两部分

14. 关于女性生殖器的叙述下列正确的是

  A. 卵子在子宫内受精

  B. 前庭球是女性生殖器的附属腺体

  C. 女性生殖管道就是指输卵管

  D. 女阴就是指阴道前庭

  E. 乳腺不是女性生殖器的附属腺体

15. 有关卵巢的叙述,下列**错误的**是

  A. 可产生卵子并分泌女性性激素

  B. 卵巢固有韧带内含有卵巢动、静脉

  C. 上端与输卵管末端相接触

  D. 呈扁卵圆形,位于卵巢窝内

  E. 后缘游离

16. 关于透明带的描述,**错误的**是

  A. 紧靠透明带的一层柱状卵泡细胞为放射冠

  B. 为均质状、折光性很强的嗜酸性物质

  C. 位于初级卵母细胞与最内层卵泡细胞之间

  D. 从原始卵泡开始出现

  E. 从初级卵泡开始出现

17. 排卵一般发生在月经周期

  A. 第 10d 左右   B. 第 12d 左右

  C. 第 14d 左右   D. 第 16d 左右

  E. 第 18d 左右

18. **不属于**输卵管部位的是

  A. 子宫部   B. 峡部   C. 壶腹部

  D. 输卵管伞   E. 漏斗部

19. 输卵管结扎术的常选部位是

  A. 漏斗部   B. 子宫部   C. 壶腹部

  D. 峡部   E. 输卵管伞

20. 子宫

  A. 位于膀胱和直肠之间

  B. 为腹膜内位器官

  C. 与卵巢悬韧带相连

  D. 子宫底高于小骨盆上口

　　　E. 子宫底与子宫颈之间的部分为子宫峡

21. 限制子宫向两侧移动的韧带主要是

　　　A. 子宫阔韧带　　　　　　　　　B. 子宫主韧带
　　　C. 子宫圆韧带　　　　　　　　　D. 子宫系膜
　　　E. 骶子宫韧带

22. 产科做剖腹取胎术常选的子宫部位是

　　　A. 子宫体　　　　　　　　　　　B. 子宫颈阴道上部
　　　C. 子宫峡　　　　　　　　　　　D. 子宫底
　　　E. 子宫颈阴道部

23. 关于子宫

　　　A. 位于膀胱和直肠之间　　　　　B. 为腹膜内位器官
　　　C. 与卵巢悬韧带相连　　　　　　D. 子宫底高出于小骨盆上口
　　　E. 呈前倾后屈位

24. 关于阴道的叙述下列正确的是

　　　A. 前面盖有腹膜　　　　　　　　B. 上端包绕子宫颈全部
　　　C. 阴道穹以前部最深　　　　　　D. 阴道属女性外生殖器
　　　E. 阴道下部穿经尿生殖膈

25. 关于乳房的叙述**错误的**是

　　　A. 只由大量结缔组织束和乳腺构成
　　　B. 乳腺叶以乳头为中心呈放射状排列
　　　C. 每个乳腺叶只有 1 个输乳管
　　　D. 乳晕皮肤色深,薄而易受损伤
　　　E. 乳房悬韧带对乳腺有支持作用

26. 关于会阴叙述**错误的**是

　　　A. 会阴有广义和狭义之分　　　　B. 前方为尿生殖三角
　　　C. 后方为肛门三角　　　　　　　D. 狭义会阴即产科会阴
　　　E. 肛门三角有肛门通过

二、名词解释

1. 精索
2. 后尿道
3. 子宫峡
4. 阴道穹
5. 乳房悬韧带
6. 会阴

三、简答题

1. 精子由何处产生?先后经过哪些结构排出体外?
2. 男性尿道分哪几部?有哪些弯曲和狭窄?

3. 输卵管分哪几部？受精和结扎各在何处？

4. 卵巢位于何处？有何固定装置？

5. 子宫的固定装置有哪些？

四、论述题

1. 试述男性肾盂结石排出体外依次经过的结构、狭窄和弯曲。

2. 试述男性尿道与女性尿道的特点和临床意义。

3. 试述子宫内膜的周期性变化及与卵巢激素的关系。

（郭新庆）

第九章 脉 管 系 统

一、单项选择题

1. 二尖瓣位于

    A. 主动脉口   B. 肺动脉口   C. 左房室口

    D. 右房室口   E. 冠状窦口

2. 肺动脉干的描述正确的是

    A. 起自左心室   B. 起自左心房

    C. 向右上斜行   D. 在主动脉弓下方分为左、右肺动脉

    E. 管内流有动脉血

3. **不属于**心传导系统的结构

    A. 窦房结   B. 心肌纤维   C. 房室结

    D. 房室束   E. 左、右束支

4. 窦房结的描述正确的是

    A. 是心的正常起搏点   B. 位于左心耳的心外膜深面

    C. 呈圆形   D. 由神经组织构成

    E. 直接与房室束相连

5. 颈总动脉的描述正确的是

    A. 两侧均起于主动脉弓   B. 左颈总动脉起于头臂干

    C. 起始处发出甲状腺上动脉   D. 分支为颈内、颈外动脉

    E. 右侧起于主动脉弓

6. 颈外动脉的直接分支为

    A. 甲状腺下动脉   B. 甲状腺上动脉

    C. 脑膜中动脉   D. 椎动脉

    E. 胸廓内动脉

7. 肠系膜上动脉分支**不包括**

    A. 回结肠动脉   B. 右结肠动脉

    C. 左结肠动脉   D. 中结肠动脉

    E. 空肠动脉

8. 属于肠系膜下动脉的分支
 A. 中结肠动脉　　　　　　　　　B. 右结肠动脉
 C. 乙状结肠动脉　　　　　　　　D. 阑尾动脉
 E. 回肠动脉

9. 在体表摸不到的脉搏动脉
 A. 桡动脉　　　　　　B. 颞浅动脉　　　　　　C. 足背动脉
 D. 髂内动脉　　　　　E. 股动脉

10. 体循环静脉**不包括**
 A. 上腔静脉　　　　　B. 肺静脉　　　　　　　C. 肝门静脉
 D. 下腔静脉　　　　　E. 头臂静脉

11. 属上肢浅静脉的是
 A. 尺静脉　　　　　　B. 桡静脉　　　　　　　C. 肘正中静脉
 D. 腋静脉　　　　　　E. 锁骨下静脉

12. 肝门静脉的描述正确的是
 A. 多由肠系膜上、下静脉合成
 B. 行于肝胃韧带内
 C. 直接注入下腔静脉
 D. 与上、下腔静脉系之间有多处吻合
 E. 有丰富的静脉瓣

13. 属于下肢浅静脉的是
 A. 胫前静脉　　　　　B. 胫后静脉　　　　　　C. 腘静脉
 D. 大隐静脉　　　　　E. 股静脉

14. 从主动脉升部发出的分支是
 A. 食管动脉　　　　　B. 支气管动脉　　　　　C. 肋间后动脉
 D. 冠状动脉　　　　　E. 头臂干

15. 阑尾动脉发自
 A. 肠系膜上动脉　　　B. 回结肠动脉　　　　　C. 右结肠动脉
 D. 肠系膜下动脉　　　E. 中结肠动脉

16. 心卵圆窝位于
 A. 右心房后壁　　　　　　　　　B. 左心房后壁
 C. 右心房内侧壁房间隔处　　　　D. 左心房内侧壁房间隔处
 E. 左、右心房内侧壁房间隔处

17. 在女性,输尿管进入膀胱前,跨其上方者为
 A. 髂内血管　　　　　B. 卵巢血管　　　　　　C. 子宫动脉
 D. 闭孔神经　　　　　E. 闭孔血管

18. 冠状窦开口于
 A. 左心房　　　　　　B. 右心房　　　　　　　C. 右心室
 D. 上腔静脉　　　　　E. 下腔静脉

19. 肺循环起止于
 A. 左心房至左心室　　　　　　　B. 右心房至右心室

C. 右心室至左心房　　　　　　D. 左心室至右心房

E. 主动脉至肺动脉

20. 脾的描述正确的是

A. 位于左季肋区　　　　　　　B. 其长轴与 9~11 肋一致

C. 后缘有 2~3 个脾切迹　　　　D. 为腹膜间位器官

E. 膈面近央处为脾门

21. 有关大隐静脉的叙述**错误的**是

A. 起自足背静脉弓内侧　　　　B. 经内踝后方

C. 经大腿内侧上升　　　　　　D. 易发生静脉曲张

E. 注入股静脉

22. 周围淋巴器官**不包括**

A. 淋巴结　　　　B. 脾　　　　　　　　C. 胸腺

D. 淋巴管　　　　E. 扁桃体

23. 胸导管注入

A. 左静脉角　　　　　　　　　B. 右静脉角

C. 上腔静脉　　　　　　　　　D. 下腔静脉

E. 左头臂静脉

24. 关于脾**错误的**是

A. 具有滤血、造血、储血和免疫功能

B. 实质分白髓、红髓和边缘区三部分

C. 位于右季肋区,与 9~11 肋相对

D. 正常情况肋弓下触及不到脾

E. 属于周围淋巴器官

25. 胃癌和食管癌患者,癌细胞可经胸导管转移,引起哪个淋巴结肿大

A. 右锁骨上淋巴结　　　　　　B. 左锁骨上淋巴结

C. 咽后淋巴结　　　　　　　　D. 下颌下淋巴结

E. 肺门淋巴结

26. 面部有炎症或肿瘤时,常引的淋巴结肿大是

A. 颈外侧浅淋巴结　　　　　　B. 颈外侧深淋巴结

C. 腋淋巴结　　　　　　　　　D. 下颌下淋巴结

E. 肺门淋巴结

27. 乳腺癌患者癌细胞常转移到

A. 腋淋巴结　　　　　　　　　B. 左锁骨上淋巴结

C. 颈外侧浅淋巴结　　　　　　D. 下颌下淋巴结

E. 肺门淋巴结

二、名词解释

1. 体循环

2. 卵圆窝

3. 心包腔

4. 颈动脉小球
5. 危险三角
6. 乳糜池

三、简答题

1. 心传导系由何组成？其有哪些传导途径？
2. 右心房、右心室腔由何组成？
3. 人体淋巴干由何组成？其收纳淋巴范围？
4. 胸导管的起止点和行程,接受哪些淋巴干注入？

四、论述题

1. 治疗阑尾炎患者在其手背静脉网桡侧滴注抗生素,写出药物到达阑尾的途径。
2. 说出肝门静脉的合成、属支及与上腔静脉、下腔静脉的吻合。

（夏广军、付广权、贾明明）

第十章　感　觉　器

一、单项选择题

1. 关于眼球的描述,**错误的**是
    A. 睫状肌舒张,晶状体变厚,曲度变大
    B. 眼房内充满房水
    C. 房水渗入巩膜静脉窦
    D. 前房经瞳孔与后房相通
    E. 玻璃体为无色透明的胶状物
2. 构成眼球壁的是
    A. 角膜、脉络膜和视网膜
    B. 纤维膜、角膜、血管膜和视网膜
    C. 纤维膜、血管膜和视网膜
    D. 角膜、巩膜和脉络膜
    E. 纤维膜、角膜和巩膜
3. 对角膜的描述,**错误的**是
    A. 富有血管
    B. 富有感觉神经末梢
    C. 无色透明
    D. 占纤维膜的前 1/6
    E. 微向前凸
4. 对视网膜的描述,正确的是
    A. 最内层为色素细胞层
    B. 在视网膜视部偏鼻侧处有视神经盘
    C. 含有丰富的血管及色素上皮
    D. 全层都有感光能力
    E. 由视细胞、双极细胞和视锥细胞构成

5. 具有感受强光和辨色能力的是
　　A. 视锥细胞　　　　　　B. 视杆细胞　　　　　　C. 双极细胞
　　D. 节细胞　　　　　　　E. 视细胞

6. 关于房水的描述,**错误的**是
　　A. 由睫状体产生　　　　　　　　B. 由眼前房经瞳孔到眼后房
　　C. 经虹膜角膜角渗入巩膜静脉窦　D. 可营养眼球和维持眼压
　　E. 具有折光作用

7. 玻璃体的描述正确的是
　　A. 为无色透明的液体　　　　　　B. 与维持眼压有关
　　C. 有折光作用　　　　　　　　　D. 有营养视网膜的功能
　　E. 充满于眼球内

8. 与鼓室相通的管道是
　　A. 外耳道　　　　　　　　B. 内耳道
　　C. 咽鼓管　　　　　　　　D. 蜗管
　　E. 半规管

9. 中耳**不包括**
　　A. 鼓膜　　　　　　　　　B. 鼓室
　　C. 咽鼓管　　　　　　　　D. 乳突窦
　　E. 乳突小房

10. 以下关于鼓膜的说法正确的是
　　A. 为透明薄膜　　　　　　　　　B. 位于外耳道与鼓室之间
　　C. 呈水平位　　　　　　　　　　D. 鼓膜的上 3/4 为松弛部
　　E. 鼓膜脐上方有光锥

11. **不属于**膜迷路的是
　　A. 膜半规管　　　　　　B. 椭圆囊　　　　　　　C. 球囊
　　D. 蜗管　　　　　　　　E. 耳蜗

12. **不属于**表皮的是
　　A. 基底层　　　　　　　B. 颗粒层　　　　　　　C. 角质层
　　D. 网织层　　　　　　　E. 透明层

13. 属于听觉感受器的是
　　A. 椭圆囊斑　　　　　　B. 球囊斑　　　　　　　C. 壶腹嵴
　　D. 螺旋器　　　　　　　E. 听小骨

二、名词解释

1. 巩膜静脉窦
2. 视神经盘
3. 黄斑
4. 眼房
5. 咽鼓管

三、简答题

1. 房水产生的部位在哪里？房水循环途径有哪些？房水有何功能？
2. 光线需经过哪些结构才能成像于视网膜上？
3. 为什么检查成人的外耳道,须将耳郭拉向后上方？

四、论述题

论述声波传入内耳的途径。

（方安宁、宋　振）

第十一章　神 经 系 统

一、单项选择题

1. 中枢神经系统中,神经元胞体聚集构成
   A. 神经核　　　　　　B. 纤维束　　　　　　C. 网状结构
   D. 神经节　　　　　　E. 神经
2. 周围神经系统中,神经元胞体聚集构成
   A. 神经核　　　　　　B. 纤维束　　　　　　C. 网状结构
   D. 神经节　　　　　　E. 神经
3. 主要由神经元胞体构成的结构是
   A. 神经束　　　　　　B. 网状结构　　　　　C. 神经
   D. 白质　　　　　　　E. 神经核
4. 不属于中枢神经系统内的结构是
   A. 灰质　　　　　　　　　　　B. 神经核
   C. 神经节　　　　　　　　　　D. 纤维束
   E. 灰质连合
5. 成人脊髓下端约平对
   A. 第 11 胸椎体下缘　　　　　B. 第 12 胸椎体的下缘
   C. 第 1 腰椎体的下缘　　　　 D. 第 2 腰椎体的下缘
   E. 第 3 腰椎体的下缘
6. 成人腰椎穿刺的合适部位是
   A. 第 1 腰椎以上　　　　　　 B. 第 1 腰椎以下
   C. 第 2 腰椎以下　　　　　　 D. 第 2~3 腰椎之间
   E. 第 3~4 腰椎之间
7. 躯体运动神经元胞体位于脊髓的
   A. 脊髓后角　　　　　　　　　B. 脊髓前索
   C. 脊髓前角　　　　　　　　　D. 脊髓侧角
   E. 脊髓后索

8. 脊髓内交感神经元胞体位于
   A. 前角　　　　　　　　B. 侧角　　　　　　　　C. 前索
   D. 侧索　　　　　　　　E. 后角

9. **不**纵贯脊髓全长的结构是
   A. 中央管　　　　　　　B. 前角　　　　　　　　C. 侧角
   D. 外侧索　　　　　　　E. 后索

10. 起止限于脊髓内的结构是
    A. 脊髓丘脑束　　　　　B. 皮质脊髓束　　　　　C. 薄束
    D. 固有束　　　　　　　E. 楔束

11. 脊神经节内的假单极神经元属于
    A. 感觉神经元　　　　　　　　　B. 联络神经元
    C. 运动神经元　　　　　　　　　D. 多极神经元
    E. 传出神经元

12. 脊髓第 8 颈节平对的椎骨是
    A. 第 5 颈椎　　　　　　B. 第 6 颈椎　　　　　　C. 第 7 颈椎
    D. 第 1 胸椎　　　　　　E. 第 2 胸椎

13. 脊神经节位于
    A. 脊髓前角　　　　　　B. 脊髓后角　　　　　　C. 脊神经前根
    D. 脊神经后根　　　　　E. 脊髓侧角

14. 第 5 胸椎骨折可能损伤的脊髓节段是
    A. 第 5 胸节　　　　　　B. 第 6 胸节　　　　　　C. 第 7 胸节
    D. 第 8 胸节　　　　　　E. 第 9 胸节

15. 第 10 胸椎骨折可能损伤的脊髓节段是
    A. 第 8 胸节　　　　　　B. 第 10 胸节　　　　　　C. 第 1 腰节
    D. 第 2 腰节　　　　　　E. 第 3 腰节

16. 脑干背侧面可见
    A. 锥体　　　　　　　　B. 脚间窝　　　　　　　C. 大脑脚
    D. 菱形窝　　　　　　　E. 锥体交叉

17. 唯一连于脑干背面的脑神经是
    A. 动眼神经　　　　　　B. 滑车神经　　　　　　C. 三叉神经
    D. 迷走神经　　　　　　E. 视神经

18. 大脑半球的哪个叶在表面**看不到**
    A. 颞叶　　　　　　　　B. 额叶　　　　　　　　C. 枕叶
    D. 岛叶　　　　　　　　E. 顶叶

19. 躯体运动中枢位于
    A. 颞上回
    B. 扣带回
    C. 中央前回及中央旁小叶的前部
    D. 中央后回
    E. 中央后回及中央旁小叶的后部

20. 听觉语言中枢位于

    A. 缘上回　　　　　　　B. 角回　　　　　　　　C. 颞横回

    D. 颞下回后部　　　　　E. 额上回

21. 角回损伤可导致

    A. 运动性失语症　　　　B. 失读症　　　　　　　C. 失写症

    D. 感觉性失语症　　　　E. 失忆症

22. 旧纹状体指的是

    A. 尾状核壳　　　　　　B. 杏仁体　　　　　　　C. 苍白球

    D. 内侧膝状体　　　　　E. 豆状核

23. 导致双眼颞侧半视野偏盲的损伤部位是

    A. 视交叉中央部　　　　　　　　B. 一侧视神经

    C. 视束　　　　　　　　　　　　D. 视觉中枢

    E. 视交叉外侧部

24. 肌皮神经支配

    A. 肱三头肌　　　　　　B. 三角肌　　　　　　　C. 肱二头肌

    D. 背阔肌　　　　　　　E. 肱桡肌

25. 支配咀嚼肌的神经是

    A. 面神经　　　　　　　B. 副神经　　　　　　　C. 迷走神经

    D. 三叉神经　　　　　　E. 舌咽神经

26. 颅部的副交感神经节不包括

    A. 翼腭神经节　　　　　　　　　B. 睫状神经节

    C. 耳神经节　　　　　　　　　　D. 下颌下神经节

    E. 三叉神经节

27. 下列脑神经中**不与**脑干相连的是

    A. 三叉神经　　　　　　　　　　B. 滑车神经

    C. 嗅神经　　　　　　　　　　　D. 副神经

    E. 动眼神经

二、名词解释

1. 灰质（白质）

2. 纤维束

3. 神经核（神经节）

4. 神经

5. 皮质（髓质）

6. 小脑扁桃体

7. 基底核

三、简答题

1. 大脑半球分为哪几叶？

2. 交感神经与副交感神经有何区别？

四、论述题

1. 简述内囊的位置、分部及各部通过的主要传导束。

2. 试述临床上进行腰穿的穿刺点选择部位,定位方法及理由,腰穿到达蛛网膜下隙经过的层次。

3. 试述脑脊液的产生部位及其循环途径。

4. 简述躯干和四肢的本体觉(深感觉)及精细触觉传导通路。

5. 简述躯干和四肢的痛觉、温度觉、触觉(浅感觉)传导通路。

6. 试述尺神经易受损伤的部位和损伤后的临床表现。

(方安宁、宋振、胡小和、诸清华、刘宏伟、路兰红)

第十二章 内分泌系统

一、单项选择题

1. 下列器官**不属于**内分泌腺的是
   A. 前庭大腺
   B. 垂体
   C. 甲状腺
   D. 甲状旁腺
   E. 肾上腺

2. 关于甲状旁腺的叙述正确的是
   A. 为豌豆样的结构
   B. 分泌甲状旁腺素
   C. 其分泌物能促进新陈代谢
   D. 分泌降钙素
   E. 无分泌功能

3. 关于垂体的描述**不正确**的是
   A. 位于垂体窝内
   B. 前上方与视交叉相邻
   C. 分为腺垂体和神经垂体两部分
   D. 借漏斗连于底丘脑
   E. 女性略大于男性

4. 关于神经垂体的描述**不正确**的是
   A. 分泌抗利尿激素
   B. 由漏斗和神经部组成
   C. 其内包含有赫林体
   D. 与下丘脑相连
   E. 能释放催产素

5. 缺碘能引起肿大的是
   A. 甲状旁腺
   B. 垂体
   C. 甲状腺
   D. 肾上腺
   E. 睾丸

6. 幼年时分泌**不足**可导致呆小症的是
   A. 甲状旁腺素
   B. 生长激素
   C. 甲状腺激素
   D. 肾上腺素
   E. 加压素

7. 幼年分泌**不足**可导致侏儒症的是

    A. 甲状旁腺素   B. 生长激素

    C. 甲状腺激素   D. 肾上腺素

    E. 加压素

8. 内分泌组织的特点是

    A. 散在于其他组织内或细胞间

    B. 无法辨认

    C. 有小导管

    D. 具有分泌功能的组织或细胞称内分泌组织

    E. 包括神经垂体

9. 关于肾上腺的描述**不正确**的是

    A. 左右各一,位于腹膜之后,肾的内上方

    B. 与肾共同包在纤维囊内

    C. 腺实质可分为皮质和髓质

    D. 分泌多种激素

    E. 皮质由外向内依次分为球状带、束状带和网状带

10. 下列哪种激素**不是**垂体分泌的

    A. 催乳激素   B. 生长激素

    C. 促甲状腺激素   D. 促肾上腺皮质激素

    E. 催产素

二、名词解释

1. 靶器官
2. 垂体门脉系统
3. 激素

三、简答题

1. 肾上腺分泌的激素有哪些? 有何功能?
2. 垂体的组成、分部及功能有哪些?

四、论述题

甲状腺肿大时为何会出现呼吸困难?

（王家增）

第十三章　人体胚胎学概论

一、单项选择题

1. 精子获能是在

    A. 生精小管内   B. 睾丸网内   C. 附睾管内

D. 精液内　　　　　　　　　E. 女性生殖管道

2. 胚期是指

　　A. 受精至第 2 周末　　　　　　　B. 受精至第 4 周末

　　C. 受精至第 8 周末　　　　　　　D. 受精至第 10 周末

　　E. 受精至第 12 周末

3. 下列对受精的描述**错误的**是

　　A. 成熟获能的精子与卵结合形成受精卵

　　B. 排卵后要 24h 之内受精

　　C. 射出的精子要 24h 之内与卵结合

　　D. 精子与卵在子宫腔内结合

　　E. 受精卵的核型为 46,XX 或 46,XY

4. 卵子排出后可保持受精能力

　　A. 6~12h　　　　　　　B. 12~24h　　　　　　　　C. 36~48h

　　D. 48~60h　　　　　　　E. 60~72h

5. 次级卵母细胞完成第二次成熟分裂是在

　　A. 生长卵泡时期　　　　　　　B. 成熟卵泡时期

　　C. 受精时　　　　　　　　　　D. 排卵后

　　E. 原始卵泡时期

6. 受精时,精子进入

　　A. 卵原细胞　　　　　　　　　B. 初级卵母细胞

　　C. 次级卵母细胞　　　　　　　D. 成熟卵母细胞

　　E. 卵泡细胞

7. 正常的受精部位是

　　A. 子宫底、体部　　　　　　　B. 输卵管峡部

　　C. 输卵管壶腹部　　　　　　　D. 输卵管漏斗部

　　E. 腹腔

8. 植入的正常位置是

　　A. 子宫底、体的内膜基底层　　　B. 子宫底、体的内膜功能层

　　C. 子宫底、体的肌层　　　　　　D. 子宫颈部

　　E. 输卵管

9. 宫外孕最常发生在

　　A. 腹腔　　　　　　　　　　　B. 卵巢

　　C. 直肠子宫陷窝　　　　　　　D. 输卵管

　　E. 肠系膜

10. 植入发生在

　　A. 卵裂早期　　　　　　　　　B. 胚盘分化时期

　　C. 桑葚胚时期　　　　　　　　D. 受精后 24h 内

　　E. 胚泡时期

11. 植入后子宫内膜称

　　A. 蜕膜　　　　　　　B. 绒毛膜　　　　　　　　C. 胎膜

　　D. 羊膜　　　　　　　　　　E. 羊绒毛膜

12. 受精卵的细胞分裂称
　　A. 第 1 次减数分裂　　　B. 第 2 次减数分裂　　　C. 卵裂
　　D. 无丝分裂　　　　　　　E. 桑葚胚

13. 胎盘小叶有
　　A. 5~10 个　　　　　　　B. 10~15 个　　　　　　C. 15~30 个
　　D. 30~50 个　　　　　　E. 50~100 个

14. 胚盘中的中胚层来自
　　A. 上胚层　　　　　　　　B. 下胚层　　　　　　　C. 胚外中胚层
　　D. 体蒂　　　　　　　　　E. 滋养层

15. 对植入的描述**错误的**是
　　A. 指受精卵埋入子宫内膜的过程　　　B. 孕妇雌激素分泌正常
　　C. 孕妇孕激素分泌正常　　　　　　　D. 子宫腔内环境正常
　　E. 子宫内膜保持在分泌期

16. **不属于**早期脐带的结构
　　A. 体蒂　　　　　　　　　B. 尿囊　　　　　　　　C. 卵黄囊
　　D. 羊膜　　　　　　　　　E. 脐动脉、脐静脉

17. 组成胎盘的是
　　A. 基蜕膜与丛密绒毛膜　　　　　　　B. 包蜕膜与丛密绒毛膜
　　C. 包蜕膜与平滑绒毛膜　　　　　　　D. 壁蜕膜与丛密绒毛膜
　　E. 基蜕膜与平滑绒毛膜

18. 胎儿娩出后剪断脐带,从脐带流出的血液是
　　A. 胎儿血液　　　　　　　　　　　　B. 母体血液
　　C. 胎儿血液和母体血液　　　　　　　D. 胎儿血浆和母体血液
　　E. 胎儿血液和母体血浆

19. 胎盘的绒毛间隙中容纳的是
　　A. 胎儿的血液　　　　　　　　　　　B. 母体的血液
　　C. 胎儿和母体的血液　　　　　　　　D. 含氧量低的血液
　　E. 含二氧化碳高的血液

20. 下列哪种结构产生人绒毛膜促性腺激素
　　A. 妊娠黄体　　　　　　　B. 胚泡　　　　　　　　C. 腺垂体
　　D. 胎盘　　　　　　　　　E. 基蜕膜

21. 早期妊娠诊断,可检查孕妇尿中的
　　A. 胎盘催乳素　　　　　　　　　　　B. 促生长激素
　　C. 雌激素　　　　　　　　　　　　　D. 孕激素
　　E. 人绒毛膜促性腺激素

22. 正常妊娠临近分娩时的羊水量是
　　A. 2 000~2 500ml　　　　　　　　　B. 1 500~2 000ml
　　C. 1 000~1 500ml　　　　　　　　　D. 250~500ml
　　E. 500~1 000ml

23. 胎膜**不包括**下列哪种结构
    A. 脐带　　　　　　　　　　B. 绒毛膜
    C. 基蜕膜　　　　　　　　　D. 羊膜
    E. 卵黄囊

24. 下面哪个**不是**胎儿血液循环特有的结构
    A. 脐动、静脉　　　　　　　B. 卵圆孔
    C. 动脉导管　　　　　　　　D. 静脉导管
    E. 上腔静脉

25. 出生后血液循环的改变正确的是
    A. 脐动脉闭锁为肝圆韧带
    B. 脐静脉闭锁为脐外侧韧带
    C. 卵圆孔关闭为卵圆窝
    D. 肝内的静脉导管保留
    E. 由主动脉向肺动脉分流的动脉导管闭锁

26. 胚体最易受到致畸因子作用而发生畸形的时段为受精后的
    A. 1~2 周　　　　　B. 3~5 周　　　　　　　C. 3~8 周
    D. 5~10 周　　　　E. 10~12 周

27. **不属于**单卵双胎的是
    A. 联体双胎　　　　　　　　B. 1 次形成 2 个受精卵
    C. 1 个受精卵形成 2 个卵裂球　D. 1 个胚泡形成 2 个内细胞群
    E. 1 个胚盘形成 2 个原条

28. **不属于**致畸因子的是
    A. 风疹病毒　　　　　　　　B. 致畸性药物
    C. 含磷的农药　　　　　　　D. 染色体畸变
    E. 吸烟、酗酒

二、名词解释

1. 精子获能
2. 受精
3. 胚泡
4. 绒毛膜
5. 胎膜
6. 先天性畸形

三、简答题

1. 何谓植入？植入的时间和正常部位如何？
2. 何谓胚盘？二胚层胚盘和三胚层胚盘由哪些部分组成？
3. 何谓蜕膜？蜕膜可分为几类？
4. 哪些因素可引起先天性畸形？
5. 单卵孪生与双卵孪生的本质区别是什么？

四、论述题

1. 试述受精的条件及意义。
2. 试述三胚层胚盘的形成过程。
3. 试述胎盘的结构与功能。
4. 试述胎儿血液循环的特点和出生后的变化。
5. 试述致畸敏感期以及孕妇在此期间的主要注意事项。

（郝立宏）

第一章 绪 论

一、单项选择题

1. A 2. B 3. E 4. A 5. B 6. A 7. C 8. C 9. E 10. D 11. A 12. E
13. B 14. C 15. E 16. C

二、名词解释

1. 内脏：包括消化、呼吸、泌尿和生殖四个系统,大部分器官都位于体腔内,并借助一定的管道与外界相通。

2. 嗜酸性与嗜碱性：组织中凡与伊红亲和力强而被染成粉红色的结构,称嗜酸性;组织中凡与苏木精亲和力强而被染成紫蓝色的特性,称嗜碱性。

3. 矢状面：是在前后方向上,垂直纵切人体,所形成的面。

三、简答题

1. 解剖学姿势是为说明人体局部或器官及结构的位置关系而规定的一种姿势,标准为：身体直立,面向前,两眼向正前方平视,上肢下垂于躯干的两侧,手掌向前,两足并拢,足尖向前。在描述人体各结构的相互关系时,不论是标本还是模型,都应以此姿势为准。

2. 组织是细胞和细胞外基质结合而成,许多形态相似、功能相近的细胞通过细胞外基质结合在一起,即构成组织。人体的基本组织有上皮组织、结缔组织、肌组织和神经组织。

四、论述题

构成人体结构和功能的基本单位是细胞。细胞的分泌物为细胞外基质。细胞的形态和功能多种多样,许多形态相似、功能相近的细胞通过细胞外基质结合在一起,构成组织。人体基本组织有：上皮组织、结缔组织、肌组织和神经组织。几种不同的组织构成具有一定形态,并能完成一定功能的结构,为器官。若干结构相似、功能相近的器官组合,完成某一连续的生理功能,即构成系统。人体的各器官、系统在神经系统和内分泌系统的调节下,彼此联络,相互协调,共同构成一个完整统一的有机体。

（郝立宏）

第二章 细　　胞

一、单项选择题

1. C　2. A　3. A　4. B　5. E　6. D　7. C　8. B　9. C　10. B　11. B　12. A　13. A　14. C　15. E　16. C　17. C　18. C　19. A　20. C

二、名词解释

1. 细胞分化：细胞随个体发育在形态结构和生理功能上发生稳定性差异的过程，称为细胞分化。

2. 细胞的运动性：细胞在完成各项生命活动过程中，发生的形态、位置的变化，包括细胞的变形、迁移、分裂增殖和细胞膜的物质转运等。

三、简答题

1. 细胞一般由细胞膜、细胞质和细胞核3部分构成。细胞膜位于细胞表面，具有维持细胞形态、完成物质交换、接受刺激、传递信息等功能；细胞核是细胞遗传、代谢等生命活动的调控中心；细胞膜与细胞核之间的部分为细胞质，是细胞生命活动的主要场所。

2. 核糖体是由核糖核酸和蛋白质构成的椭圆形致密颗粒，属非膜性结构，存在于除成熟红细胞和植物筛管细胞外的所有细胞中。是细胞合成蛋白质的场所。可分为游离核糖体和附着核糖体。

四、论述题

细胞膜的流动性是指膜脂和膜蛋白在一定条件下进行的运动。膜脂在液晶态时可进行侧向移动、旋转运动、左右摆动、翻转运动等多种方式的运动，膜蛋白在液晶态膜脂的影响下可进行旋转和侧向运动。细胞膜的流动性是细胞运动的重要基础，是细胞维持生命活动和完成生理功能的重要保障。

（王家增）

第三章 基 本 组 织

一、单项选择题

1. B　2. C　3. C　4. D　5. B　6. C　7. B　8. C　9. C　10. B　11. B　12. D　13. B　14. B　15. A　16. B　17. B　18. D　19. C　20. C　21. B　22. C　23. C　24. C　25. B　26. C　27. E　28. D　29. B　30. D　31. A　32. D　33. C　34. D　35. B　36. D　37. B　38. C　39. B　40. D　41. C　42. B　43. A　44. D　45. C　46. B　47. B　48. E　49. E　50. D　51. B　52. A　53. B　54. E　55. D　56. E　57. E　58. D

二、名词解释

1. 内皮：衬贴于心、血管和淋巴管腔面的单层扁平上皮。

2. 间皮：分布在心包膜、胸膜和腹膜表面的单层扁平上皮。

3. 微绒毛：是上皮细胞游离面伸出的微细指状突起，其内含微丝，扩大游离面表面积。

4. 纤毛：是上皮细胞游离面伸出的粗而长的突起，其内含微管，使纤毛可以摆动。

5. 基膜：上皮细胞基底面与深部结缔组织之间的一层薄膜，具有连接和支持作用，并有利于物质交换。

6. 组织液：毛细血管动脉端血浆中的小分子物质和水渗入基质中形成组织液，再由毛细血管静脉端回流至血液，保持动态平衡。

7. 哈弗氏系统：又称骨单位，位于内、外环骨板之间，由同心圆排列5~20层的骨板和中央管共同组成。

8. 血清：血液凝固后所析出的淡黄色透明液体，称血清。血清中不含纤维蛋白原。

9. 肌节：相邻两条Z线之间的一段肌原纤维，由1/2 I带 + A带 +1/2 I带构成。

10. 神经元：神经细胞是神经组织的结构和功能单位，也称神经元。

11. 尼氏体：神经元胞质内粗大的嗜碱性颗粒，又称嗜染质。具有合成结构蛋白和神经递质功能。

12. 突触：神经元与神经元之间或神经元与效应细胞之间的一种特化的细胞连接。包括突触前成分，突触间隙，突触后成分3部分。

13. 神经纤维：由神经元的长轴突及其外面包绕的神经胶质细胞构成。

三、简答题

1. 根据被覆上皮细胞的层数分为单层和复层两种，单层上皮根据细胞形态，复层上皮根据浅层细胞形态进行命名。

单层上皮：

（1）单层扁平上皮：衬贴在心、血管和淋巴管腔面的单层扁平上皮称内皮。分布在胸膜、腹膜、心包膜腔面的单层扁平上皮称间皮。

（2）单层立方上皮：分布在甲状腺滤泡、肾小管等处。

（3）单层柱状上皮：分布在胃、肠、胆囊和子宫等器官腔面。

（4）假复层纤毛柱状上皮：分布在呼吸道腔面。

复层上皮：

（1）复层扁平上皮：分布在皮肤表面的角化的复层扁平上皮，和分布在口腔、食管和阴道腔面的未角化的复层扁平上皮。

（2）变移上皮：分布在肾盏、肾盂、输尿管和膀胱等处，其特点是细胞形状和层数随器官的收缩或扩张而变化。

2. 疏松结缔组织中的细胞和主要功能：

（1）成纤维细胞：细胞扁平多突起，胞质弱嗜碱性。细胞合成和分泌的蛋白质参与纤维和基质合成。

（2）巨噬细胞：细胞不规则；胞质嗜酸性含大量溶酶体。具有吞噬、呈递抗原，参与免疫应答，分泌溶菌酶、补体和细胞因子等生物活性物质。

（3）浆细胞：呈圆形或卵圆形；核圆多偏于细胞一侧,呈车轮状,浆细胞合成和分泌抗体,参与体液免疫应答。

（4）肥大细胞：胞质内充满粗大的嗜碱性颗粒。颗粒内含有肝素、组胺、嗜酸性粒细胞趋化因子等,胞质中含有白三烯。参与机体的过敏反应。

（5）脂肪细胞：细胞体积大多呈空泡状。脂肪细胞能合成、贮存脂肪,并参与脂类代谢。

（6）未分化的间充质细胞：标本上不易辨认,具有干细胞性。

（7）白细胞：血液中的白细胞游走至疏松结缔组织内,行使防御功能。

3. 结缔组织3种纤维的区别：①胶原纤维新鲜时呈白色,有光泽,又称为白纤维。HE 染色呈嗜酸性,着浅红色。②弹性纤维新鲜时呈黄色,又称黄纤维。较细,纤维分支并连接成网。HE 染色着色淡红,用醛复红可将其染成紫色。③网状纤维细丝状,分支多交织成网。HE 染色不着色,用银染法染成黑色,又叫嗜银纤维。

4. 平滑肌纤维：呈长梭形,无横纹,一个核,为长椭圆形,居中。

骨骼肌纤维：呈长圆柱状,一条纤维具有多个核,位于肌膜下。核呈卵圆形或杆状。肌原纤维较多,内含两种肌丝,并有规律地平行排列而形成明暗相间的横纹。

心肌纤维：呈柱状分叉,连接处形成闰盘,有不明显的横纹。一个细胞核,居中。

5. 骨骼肌纤维内有大量的肌原纤维,肌原纤维内可见粗、细肌丝有规律地平行排列,并部分重叠从而形成了 I 带、A 带、Z 线等,显示出光镜下的横纹。两 Z 线之间的一段肌原纤维为肌节,是肌原纤维的收缩单位。肌膜凹陷形成与肌纤维相垂直的横小管。滑面内质网构成肌质网。肌质网在横小管两侧汇合成终池,并与横小管共同构成三联体。

6. 心肌纤维的超微结构与骨骼肌相比较,其特点是：①肌原纤维不如骨骼肌的规律和明显,被少量肌质和许多纵行排列的线粒体分隔成肌丝束；②横小管较粗；③肌质网稀疏,终池扁而小,常形成二联体；④闰盘主要由中间连接、桥粒和缝隙连接构成。

7. 每个神经元具有胞体和突起两部分。多极神经元的胞体呈星形；胞核大而圆,位于中央,异染色质少,染色浅,核仁大而明显。光镜下,可见胞体的细胞质内含嗜碱性团块状或颗粒状尼氏体,电镜下为丰富的粗面内质网和游离核糖体。银染标本上可见细胞质内含许多神经原纤维,电镜下其由微丝、微管等组成,散在分布于细胞质。

8. 突起分树突和轴突。树突一个至多个,短粗呈树枝状,其内部结构与细胞体相似,表面有许多树突棘,是形成突触的重要部位,功能主要是接受刺激并将刺激传向胞体。轴突只有一条,细而长,由细胞体发出轴突处常呈圆锥形,称轴丘；轴丘处因无尼氏体而染色浅,轴突功能是传出神经冲动。

9. 突触是神经元与神经元之间,或神经元与效应细胞之间的一种特化的细胞连接。化学突触是以神经递质作为传递信息的媒介。电镜下,化学突触由突触前成分、突触间隙、突触后成分3部分构成。突触前成分内含许多突触小泡,小泡内含神经递质。轴突终末与后一神经元或效应细胞相对应的局部细胞膜均增厚分别称为突触前膜和突触后膜。突触后膜含有能与特异性神经递质相结合的受体和离子通道。

10. 周围神经系统有髓神经纤维是一个施万细胞包裹一段长轴突,相邻的施万细胞不完全连接,位于神经纤维上这一部位较窄,称郎飞结。两个郎飞结之间的一段神经纤维叫节间体,一个节间体外围一个施万细胞。髓鞘即由施万细胞缠绕而成。有髓神经纤维传导速度快。

四、论述题

骨骼肌收缩原理：①运动神经末梢将冲动传给肌膜；②肌膜兴奋经横小管传给终池；③钙离子进入肌浆，肌原蛋白与钙离子结合，发生构型改变，进而使原肌球蛋白位置发生变化；④肌动蛋白位点暴露，迅即与肌球蛋白头接触；⑤肌球蛋白头 ATP 酶被激活，分解 ATP 并释放能量；⑥肌球蛋白的头及杆发生屈曲转动，将肌动蛋白拉向 M 线；⑦细肌丝在粗肌丝之间向 M 线滑动，肌纤维收缩；⑧收缩完毕，钙离子被泵回肌质网，肌原蛋白恢复原来的构型，原肌球蛋白恢复原位，又掩盖肌动蛋白位点，肌球蛋白头与肌动蛋白脱离接触，肌纤维则处于松弛状态。

（马红梅）

第四章　运 动 系 统

一、单项选择题

1. D　2. E　3. C　4. B　5. B　6. C　7. E　8. B　9. C　10. D　11. B　12. D　13. C

二、名词解释

1. 胸骨角：胸骨柄和胸骨体的连结部微向前凸，形成胸骨角。两侧平对第 2 肋，是临床上计数肋的重要标志。

2. 翼点：在颞窝内，额、顶、颞、蝶 4 骨汇合处呈 H 形，骨质薄弱，称翼点。翼点内面有脑膜中动脉前支通过，此处骨板薄弱，骨折时易伤及此动脉，形成硬膜外血肿。

3. 界线：骨盆内侧面自后向前由骶骨岬、弓状线、耻骨梳、耻骨结节至耻骨联合上缘共同围成的环状结构称界线，是大、小骨盆的分界。

4. 腹股沟管：是腹前外侧壁下部肌和腱膜间的潜在性裂隙，位于腹股沟韧带内侧半上方，长 4~5cm，有内、外两口，男性有精索通过，女性有子宫圆韧带通过。

5. 斜角肌间隙：为前、中斜角肌与第 1 肋之间围成的三角形间隙，内有锁骨下动脉和臂丛通过。

三、简答题

1. 骨由无机质和有机质组成。有机质主要是骨胶原纤维，使骨具有韧性和弹性；无机质主要是钙盐，使骨具有硬度。幼儿的骨，有机质的比例较成人高，骨的弹性和韧性较大，易弯曲变形，故儿童应养成良好的坐、立姿势，以免骨弯曲变形。老年人的骨，无机质的比例增高，因而较脆，易骨折。

2. 颅底内面可分为颅前、中、后窝。颅前窝最浅，颅后窝最深。

（1）颅前窝：筛孔。

（2）颅中窝：眶上裂、视神经孔、圆孔、卵圆孔、棘孔和破裂孔。

（3）颅后窝：内耳门、颈静脉孔、舌下神经管和枕骨大孔。

3. 膈是分隔胸、腹腔的一块向上膨隆呈穹隆形的扁肌，有 3 个裂孔。主动脉裂孔：有主动脉和胸导管通过;食管裂孔:有食管和迷走神经通过;腔静脉孔:有下腔静脉通过。膈为主要的呼吸肌,其次还可协助排便、呕吐、咳嗽、喷嚏和分娩等活动。

4. 关节的基本结构有关节面、关节囊、关节腔;辅助结构有韧带、关节盘、半月板等。

5. 主要的呼吸肌有胸大肌、肋间外肌、肋间内肌和膈。胸大肌可提肋,助吸气。肋间外肌收缩时可提肋助吸气。肋间内肌收缩时降肋,助呼气。膈收缩时膈顶下降,胸腔容积扩大,引起吸气;舒张时,膈顶升复原位,胸腔容积缩小,引起呼气。

(陈竹盛、李晨阳)

第五章　消 化 系 统

一、单项选择题

　1. C　2. A　3. A　4. B　5. D　6. E　7. A　8. E　9. D　10. C　11. A　12. B
13. C　14. E　15. A　16. C　17. B　18. A　19. C　20. E　21. A　22. B　23. D　24. C
25. B　26. A　27. E　28. A

二、名词解释

1. 上消化道:临床上通常把口腔到十二指肠的部分称为上消化道。

2. 咽峡:腭垂、两侧腭舌弓及舌根共同围成咽峡,是口腔通咽的门户。

3. 小肠绒毛:小肠黏膜上皮和固有层向肠腔内突出形成小肠绒毛,可增加小肠的吸收面积。

4. 麦氏点:阑尾根部的体表投影,通常位于脐与右髂前上棘连线的外、中 1/3 交点处,称麦氏点。急性阑尾炎时,此点附近有明显压痛,具有一定的诊断价值。

5. 肝门:肝的脏面中央横沟又称为肝门,是肝固有动脉、肝门静脉、肝管以及神经和淋巴管出入之处。

6. 门管区:相邻肝小叶之间呈三角形或椭圆形的结缔组织小区,称门管区,每个肝小叶周围有 3~4 个门管区。门管区内可见 3 种伴行的管道,即小叶间动脉、小叶间静脉和小叶间胆管。

三、简答题

1. 食管全长可见 3 处生理性狭窄:第 1 狭窄在食管的起始处,距切牙约 15cm。

第 2 狭窄在食管与左主支气管交叉处,距切牙约 25cm。第 3 狭窄为食管穿过膈的食管裂孔处,距切牙约 40cm。这些狭窄为异物滞留和食管癌的好发部位。当进行食管内插管时,要注意这 3 处狭窄。

2. 胃在中等充盈状态下,大部分位于左季肋区,小部分位于腹上区。

胃有前、后两壁,上、下两缘及出、入两口。上缘凹而短,朝向右上,称胃小弯,胃钡餐造影时,在胃小弯的最低处,可明显见到一切迹,称角切迹,它是胃体与幽门部在胃小弯的分界。下缘凸而长,朝向左下,称胃大弯。胃的入口称贲门,接食管。出口称幽门,通十二指肠。

胃可分为 4 部,位于贲门附近的部分称贲门部;位于贲门平面向左上方凸出的部分称胃底;胃的中间部分称胃体;位于角切迹与幽门之间的部分称幽门部。幽门部又分为右侧呈管状的幽门管和左侧较为扩大的幽门窦。

3. 大唾液腺有腮腺、下颌下腺和舌下腺 3 对。

①腮腺:腮腺管自腮腺前缘穿出,在颧弓下方一横指处,横过咬肌表面,穿颊肌,开口于平对上颌第二磨牙的颊黏膜处;

②下颌下腺:下颌下腺的导管沿腺内侧前行,开口于舌下阜;

③舌下腺:舌下腺的导管分大、小两种,舌下腺小管约 10 条,开口于舌下襞;舌下腺大管 1 条,与下颌下腺管共同开口于舌下阜。

4. 肝的脏面朝向下后方,也称下面,与腹腔器官邻接,凹凸不平。脏面有一近似"H"形的沟,左纵沟的前部有肝圆韧带;左纵沟的后部有静脉韧带;右纵沟的前部为一凹窝,称胆囊窝,容纳胆囊;右纵沟的后部为腔静脉沟,有下腔静脉经过。横沟又称为肝门,是肝固有动脉、肝门静脉、肝管以及神经和淋巴管出入之处。肝的脏面借 H 形沟分为 4 叶,右纵沟右侧为右叶;左纵沟左侧为左叶;左右纵沟之间在横沟前方为方叶;横沟后方为尾状叶。

四、论述题

在未进食时肝胰壶腹括约肌保持收缩状态,而胆囊舒张,肝细胞分泌的胆汁经肝左、右管、肝总管、胆囊管进入胆囊贮存和浓缩。进食后,尤其吃高脂肪食物,由于食物和消化液的刺激,反射性地引起胆囊收缩,肝胰壶腹括约肌舒张,使胆囊内的胆汁经胆囊管、胆总管排入十二指肠,参与消化食物。胆道可因结石、蛔虫或肿瘤等造成阻塞,使胆汁排出受阻,并发胆囊炎或阻塞性黄疸等。

具体途径如下:

胆汁→胆小管→小叶间胆管→肝左右管→肝总管→胆总管→肝胰壶腹→十二指肠大乳头→十二指肠。

（米志坚）

第六章　呼吸系统

一、单项选择题

1. C　2. E　3. B　4. B　5. A　6. C　7. A　8. C　9. C　10. D

二、名词解释

1. 声带:位于喉腔内,由声襞及其覆盖的声韧带和声带肌共同构成,参与发音。

2. 肺根:出入肺门的主支气管、肺动脉、肺静脉、支气管血管、淋巴管和神经被结缔组织包绕,构成肺根,将肺固定于纵隔两侧。

3. 肋膈隐窝:在肋胸膜与膈胸膜转折处,形成较深的半环形间隙,在深呼吸时,肺的下缘也不能深入其内,此间隙称肋膈隐窝。肋膈隐窝是胸膜腔最低的部位,当胸膜腔积液时,液体首先积聚于此。

三、简答题

1. 空气中的 O_2 →鼻→咽→喉→气管→左、右主支气管→肺叶支气管→肺段支气管→小支气管→细支气管→终末细支气管→呼吸性细支气管→肺泡管→肺泡囊→肺泡→肺泡壁毛细血管网→血液循环。

2. 与鼻腔相通的结构及开口于鼻腔位置：

结构	额窦	上颌窦	筛窦			蝶窦	鼻泪管
			前群	中群	后群		
开口部位	中鼻道				上鼻道	蝶筛隐窝	下鼻道

3. 左、右主支气管的区别：

项目	左主支气管	右主支气管
管径	较细	较粗
长度	较长	较短
走行方向	接近水平位	较垂直
气管隆嵴	偏左	
气管异物	不常见	常见

（吴金英）

第七章 泌 尿 系 统

一、单项选择题

1. B　2. D　3. A　4. A　5. D　6. D　7. C　8. C　9. A　10. B　11. D　12. B

二、名词解释

1. 肾门：肾的内侧缘中部凹陷处称为肾门，是肾动脉、肾静脉、肾盂、神经及淋巴管等出入肾的部位。

2. 肾蒂：出入肾门的结构被结缔组织包裹成束，称为肾蒂。肾蒂内主要结构，由前向后依次为肾静脉、肾动脉、肾盂；由上向下依次为肾动脉、肾静脉、肾盂。

3. 肾区：肾门在腹后壁的体表投影，通常在竖脊肌外缘与第十二肋相交所形成的夹角内，肾脏有疾病时，此区有叩击痛。

4. 肾单位：由肾小体和肾小管组成，是尿液生成与排泄的基本单位，每个肾有 100 万 ~150 万个肾单位。

5. 滤过屏障：当血液流经血管球毛细血管时，血浆内小分子物质经有孔毛细血管的内皮、基膜和足细胞裂孔膜滤入肾小囊腔,这3层结构合称为滤过屏障。

6. 膀胱三角:在膀胱底的内面,两输尿管口与尿道内口之间的三角形的区域称为膀胱三角,此处黏膜较平滑无皱襞,是膀胱肿瘤的好发部位。

三、简答题

1. 肾位于脊柱两侧,腹膜后隙内,紧贴腹后壁。左肾上端平对第11胸椎体下缘,下端平对第2~3腰椎间的椎间盘,第12肋斜过其后面中部。右肾因受肝的影响,比左肾低1~2cm,上端平对第12胸椎体上缘,下端平对第3腰椎体上缘,第12肋斜过其后面上部。

2. 输尿管有3处狭窄:第1处位于肾盂与输尿管移行处;第2处位于跨越髂血管入小骨盆口处;第3处位于膀胱壁内部。这些狭窄是结石易滞留的部位,可引起剧烈绞痛。

四、论述题

1. 肾动脉→小叶间动脉→入球微动脉→血管球 →滤过膜→ 肾小囊腔→原尿 →肾小管(重吸收、分泌)→集合管(重吸收、分泌)→肾乳头→肾小盏→肾大盏→肾盂→输尿管→膀胱→尿道。

2. 肾血液循环与肾的泌尿功能密切相关,其特点为:①肾动脉源于腹主动脉,短而粗,压力高,血流量大,约是心排血量的1/4;②肾皮质血流量大,约占90%,流速快,髓质血流量小,流速慢;③入球微动脉较出球微动脉粗,血管球压力高于肾小囊腔压,利于原尿生成;④球后毛细血管网因水分被大量滤出,故胶体渗透压高,利于肾小管重吸收;⑤髓质内直血管襻与髓袢伴行,利于肾小管和集合小管的重吸收和尿液的浓缩。

(齐 莉)

第八章　生殖系统

一、单项选择题

1. B　2. B　3. D　4. E　5. B　6. C　7. B　8. A　9. C　10. D　11. A　12. C　13. D　14. E　15. B　16. D　17. C　18. D　19. D　20. A　21. A　22. C　23. A　24. E　25. A　26. E

二、名词解释

1. 精索:为从腹股沟管深环起,经腹股沟管,延至睾丸上端的一柔软、圆索状结构,它的主要成分是输精管、睾丸动脉、蔓状静脉丛、神经和淋巴管等。精索的表面包有3层被膜,由内向外依次为:精索内筋膜、提睾肌和精索外筋膜。

2. 后尿道:男性尿道分为前列腺部、膜部和海绵体部。临床上将膜部和前列腺部称后尿道。

3. 子宫峡:是指子宫颈与子宫体的交界处,较狭细,它在非妊娠期不明显,长仅1cm;妊娠期间逐渐伸展变长,形成子宫下段,可延至7~11cm,产科常经此作剖腹取胎术。

4. 阴道穹：阴道上端环包子宫颈,阴道壁与子宫颈之间形成的环状间隙称阴道穹。阴道穹可分为前部、后部和两个侧部。阴道穹后部与直肠子宫陷凹之间仅隔以阴道后壁和一层腹膜,临床经常采取阴道穹后部穿刺,以协助某些疾病诊断。

5. 乳房悬韧带：也称 Cooper 韧带,为在乳腺与表面皮肤及深部胸肌筋膜之间的许多结缔组织小束,它对乳房有支持固定作用。女性乳腺的外上象限是乳腺癌的好发部位,乳腺癌时纤维组织增生,乳房悬韧带缩短,牵拉皮肤产生凹陷,出现 "酒窝征"。

6. 会阴：有广义的会阴和狭义的会阴之分。广义的会阴是指封闭骨盆下口的所有软组织结构,其境界与骨盆下口一致：前为耻骨联合的下缘；后为尾骨尖；两侧为耻骨下支、坐骨支、坐骨结节和骶结节韧带。临床上常用的狭义的会阴是指肛门与外生殖器之间的软组织。妇女分娩时,要注意保护此区,以免造成会阴撕裂。

三、简答题

1. 精子由睾丸产生,经附睾→输精管→射精管→男性尿道排出体外。

2. 男性尿道分为 3 部分：前列腺部,膜部和海绵体部。3 个狭窄：尿道内口、尿道膜部、尿道外口。两个弯曲：耻骨下弯和耻骨前弯。

3. 输卵管分为 4 部分：子宫部,输卵管峡部,输卵管壶腹部,输卵管漏斗部。输卵管峡是实施输卵管结扎术的常选部位,输卵管壶腹部是卵子受精的部位。

4. 卵巢位于盆腔侧壁髂内,髂外动脉所形成的卵巢窝内。固定装置有：卵巢固有韧带,卵巢悬韧带,卵巢系膜。

5. 参与子宫固定的韧带有子宫阔韧带,子宫圆韧带,子宫主韧带,骶子宫韧带；还有盆膈、尿生殖膈及阴道的承托,周围结缔组织牵拉等因素。

四、论述题

1. 男性肾盂结石依次经过下列结构排出体外：肾盂内结石→输尿管→膀胱→男性尿道→体外。经过输尿管和男性尿道各 3 个狭窄。输尿管的 3 个狭窄：第 1 个在肾盂与输尿管移行处；第 2 个在跨越小骨盆入口处；第 3 个在斜穿膀胱壁处。男性尿道的 3 个狭窄：尿道内口、膜部和尿道外口。狭窄处常是结石滞留的部位。经过男性尿道的两个弯曲：耻骨下弯和耻骨前弯。

2. 与女性尿道相比,男性尿道具有以下特点：①行程长；②有 3 个狭窄处；③形成 2 个弯曲；④除排尿外,还兼有排精的功能。男性尿道较女性者长,并可按其行程分为 3 部：前列腺部(穿经前列腺)、膜部(穿经尿生殖膈)和海绵体部(纵贯尿道海绵体),其中膜部最短,位置较固定,临床外伤性尿道断裂易在此发生。男性尿道的 3 个狭窄处分别位于尿道内口、膜部和尿道外口,尿道结石常易停留于此。男性尿道的两个弯曲：一个在耻骨联合的下方,称耻骨下弯,凹向上,此弯曲是固定的；另一个在耻骨联合的前下方,称耻骨前弯,凹向下,如将阴茎向上提,此弯曲即消失变直。临床上向男性尿道插入导尿管或其他检查器械时,应注意尿道的狭窄和弯曲的部位,以免损伤尿道。因为射精管开口于尿道的前列腺部,睾丸产生的精子最后经尿道排出体外,所以男性尿道兼有排尿和排精的功能。

3. 子宫内膜的周期性变化一般分 3 期:月经期、增生期和分泌期。①月经期:即从月经开始到出血停止。此期,月经黄体退化形成白体,孕激素和雌激素含量骤减,螺旋动脉发生收缩,子宫内膜功能层缺血、坏死;继而螺旋动脉又短暂扩张,毛细血管破裂。血液与坏死脱落的功能层一起从阴道排出,形成月经。②增生期:即从月经结束至排卵。在生长卵泡分泌的雌激素作用下,剥脱的子宫内膜由基底层增生修补。③分泌期:即从排卵到下一次月经之前。子宫内膜在雌激素和孕激素的作用下,使增生期的子宫内膜进一步增厚。

（郭新庆）

第九章　脉　管　系　统

一、单项选择题

1. C　2. D　3. B　4. A　5. D　6. B　7. C　8. C　9. D　10. B　11. C　12. D
13. D　14. D　15. B　16. C　17. C　18. B　19. C　20. A　21. B　22. C　23. A　24. C
25. B　26. D　27. A

二、名词解释

1. 体循环:又称大循环。血液从左心室经主动脉及其分支流向全身的毛细血管,与组织进行物质交换后,由动脉血变成静脉血,再经各级静脉回流,最后经上下腔静脉及冠状窦返回右心房。

2. 卵圆窝:在右心房的房间隔下部的有一卵圆形浅窝称卵圆窝,是胎儿卵圆孔闭合后的遗迹,房间隔缺损多发生于此。

3. 心包腔:浆膜性心包脏壁两层之间相互移行所形成的潜在性腔隙称心包腔,内含少量浆液,可减少心搏动时的摩擦。

4. 颈动脉小球:是位于颈内、外动脉分叉处后方的扁椭圆形小体,属化学感受器。能感受血液中二氧化碳浓度的变化。

5. 危险三角:指鼻根至两侧口角之间的三角区,由于面静脉借内眦静脉、眼静脉与颅内海绵窦相交通且面静脉在口角平面以上缺乏静脉瓣,此三角区感染易向颅内扩散。

6. 乳糜池:是胸导管起始处的膨大,由左、右腰干和单一的肠干在第 1 腰椎体前方汇合而成的结构。

三、简答题

1. 心传导系组成由特殊分化的心肌纤维构成,包括窦房结、房室结、房室束、左右束支和浦肯野纤维网等。由窦房结发出的兴奋先传到心房肌,引起心房肌兴奋,同时也传到房室结。房室结兴奋再通过房室束传至左右束支,再传至浦肯野氏纤维而引起心室肌兴奋。

2. 右心房、右心室腔的结构主要有:

结构	入口	出口	结构
右心房	上腔静脉口、下腔静脉口、冠状窦口	右房室口	卵圆窝
右心室	右房室口	肺动脉口	右房室瓣（三尖瓣）
			腱索
			乳头肌

3. 人体共有 9 条淋巴干,分别是收纳左、右头颈部的左、右颈干;收纳左、右上肢,脐以上胸腹壁浅层淋巴的左、右锁骨下干;收纳胸腔器官和脐以上胸腹壁深层淋巴的左、右支气管纵隔干;收纳下肢、盆部、腹后壁和腹腔内成对器官的左、右腰干;收纳腹腔不成对器官淋巴的单一肠干。

4. 胸导管起于第 1 腰椎体前方乳糜池,向上穿经膈的主动脉裂孔进入胸腔,在食管后方沿脊柱右前方上行,至第 5 胸椎高度偏行向左侧,沿脊柱的左前方上行,经胸廓上口达颈根部,注入左静脉角。胸导管起始部由左、右腰干和肠干汇合成,在注入左静脉角之前,有左颈干、左锁骨下干和左支气管纵隔干汇入。

四、论述题

1. 抗生素到达阑尾的途径为:手背静脉网桡侧→头静脉→腋静脉→锁骨下静脉→头臂静脉→上腔静脉→右心房→右心室→肺动脉→肺泡毛细血管网→肺静脉→左心房→左心室→升主动脉→主动脉弓→胸主动脉→腹主动脉→肠系膜上动脉→回结肠动脉→阑尾动脉→阑尾。

2. 说出肝门静脉的合成:由脾静脉及肠系膜上静脉合成。

属支:胃左静脉、胃右静脉、肠系膜上静脉、肠系膜下静脉、胆囊静脉、附脐静脉、脾静脉。

门静脉与上、下腔静脉的侧支吻合:食管静脉丛、直肠静脉丛和脐周静脉网。

（付广权、贾明明）

第十章　感　觉　器

一、单项选择题

1. A　2. C　3. A　4. B　5. A　6. B　7. C　8. C　9. A　10. B　11. E　12. D 13. D

二、名词解释

1. 巩膜静脉窦:在巩膜与角膜交界处深部有一环形血管,称巩膜静脉窦,是房水循环的通道。

2. 视神经盘:视网膜后部稍偏鼻侧,有一乳白色圆盘状隆起称视神经盘,又称视神经乳头,视神经和视网膜中央血管穿过此处。视神经盘无感光作用,称为生理性盲点。

3. 黄斑:在视神经盘的颞侧 3.5mm 处有一黄色小斑,称黄斑,其中央的凹陷称中央凹,是感光和辨色最敏锐的部位。

4. 眼房：是角膜与晶状体间的不规则腔隙，以虹膜为界，分为前房和后房，二者借瞳孔相通。在活体，眼房内充满房水。

5. 咽鼓管：是连通鼻咽部与鼓室的管道，管壁衬有黏膜。咽鼓管咽口平时处于闭合状态，当吞咽或打呵欠或尽力张口时开放。咽鼓管的作用是使鼓膜内外气压保持平衡，有利于鼓膜的振动。小儿的咽鼓管宽、短、近似水平位，所以上呼吸道感染可经咽鼓管侵入鼓室，引起中耳炎。

三、简答题

1. 房水由睫状体产生，进入后房，经瞳孔到前房，再经虹膜角膜角渗入巩膜静脉窦，最后汇入眼静脉。房水具有屈光、营养角膜和晶状体、维持眼内压的作用。

2. 光线需经过角膜、房水、晶状体、玻璃体才能成像于视网膜上。

3. 外耳道是从外耳门至鼓膜的弯曲管道，略呈"S"形，由外向内，先向前上，继而稍向后，然后弯向前下。成人长 2.0~2.5cm，其内侧 2/3 位于颞骨内称骨性部，外侧 1/3 称软骨部。因此，检查鼓膜时，应将耳郭拉向后上方，使外耳道变直，方能看到鼓膜。

四、论述题

声波传入内耳有两条途径，一是空气传导；二是骨传导，正常情况下以空气传导为主。空气传导途径：声波→外耳道→鼓膜→听骨链→前庭窗→前庭阶的外淋巴→蜗管的内淋巴→螺旋器→蜗神经→大脑皮质听觉中枢。骨传导途径：声波→颅骨→内耳。

（方安宁、宋振）

第十一章　神　经　系　统

一、单项选择题

1. A　2. D　3. E　4. C　5. C　6. E　7. C　8. B　9. C　10. D　11. A　12. C　13. D　14. C　15. C　16. D　17. B　18. D　19. C　20. A　21. B　22. C　23. A　24. C　25. D　26. E　27. C

二、名词解释

1. 灰质（白质）：在中枢神经系统内，神经元的胞体和树突聚集的部位，色泽灰暗，称灰质；神经纤维聚集的部位，因神经纤维外包有髓鞘，颜色亮白，称白质。

2. 纤维束：在中枢神经系统内，凡是起止、行程和功能相同的神经纤维聚集成束，称纤维束，即传导束或神经束。

3. 神经核（神经节）：在中枢神经系统内，形态和功能相似的神经元胞体聚集成团块状结构，称神经核；在周围神经系统内，神经元胞体聚集成团块，称神经节。

4. 神经：在周围神经系统内，由不同功能的神经纤维聚集成束，并由结缔组织包裹形成的圆索状结构，称神经。

5. 皮质（髓质）：位于大脑和小脑表面的灰质称皮质；位于大脑和小脑深面的白质称髓质。

6. 小脑扁桃体：小脑半球下面前内侧有一隆起，称小脑扁桃体，它靠近枕骨大孔上缘。

7. 基底核：大脑半球基底部髓质深处的灰质团块，称基底核，包括尾状核、豆状核、屏状核和杏仁体。

三、简答题

1. 大脑半球分为额叶、顶叶、枕叶、颞叶和岛叶。

2. 交感神经与副交感神经的区别：

项目	交感神经	副交感神经
低级中枢	脊髓 $T_1 \sim L_3$ 节段侧角	脑干副交感核、脊髓骶副交感核
周围神经节	椎旁节和椎前节	器官旁节和器官内节
节前、节后纤维	节前纤维短，节后纤维长	节前纤维长，节后纤维短
分布范围	广泛，头颈部、胸、腹腔脏器，全身血管和内脏、平滑肌、心肌、汗腺、竖毛肌、瞳孔开大肌等	相对局限，部分内脏、平滑肌、心肌、瞳孔括约肌、睫状肌等

四、论述题

1. 内囊位置：位于尾状核、豆状核与背侧丘脑之间。

分部：内囊前肢、内囊后肢、内囊膝。

内囊前肢：主要有丘脑前辐射和额桥束通过。

内囊膝：有皮质核束。

内囊后肢：主要有皮质脊髓束、丘脑中央辐射、视辐射和听辐射通过。

2. 临床上腰椎穿刺选择在第 3 或第 4 腰椎间隙进针。

定位——左右髂嵴最高点连线平对第 4 腰椎棘突，以此定位。

因为：成人脊髓下端平对第 1 腰椎体下缘，新生儿脊髓下端约平第 3 腰椎体，为安全起见，避免损伤脊髓，故选此处进针。

进针层次：皮肤→皮下组织→棘上韧带→棘间韧带→黄韧带→硬膜外隙→硬脊膜→蛛网膜→蛛网膜下隙。

3. 脑室的脉络丛产生脑脊液。

循环途径：侧脑室 —室间孔→ 第三脑室 —中脑水管→ 第四脑室

—正中孔，外侧孔→ 蛛网膜下隙 —蛛网膜粒→ 上矢状窦 ——→ 颈内静脉

4. 躯干和四肢的本体觉（深感觉）及精细触觉传导通路

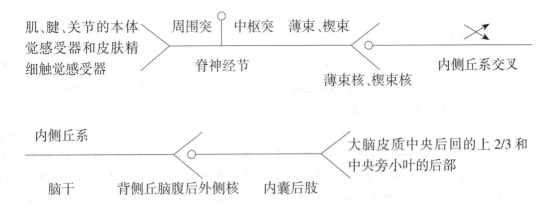

5. 躯干和四肢的痛、温度、触（粗）觉（浅感觉）传导通路

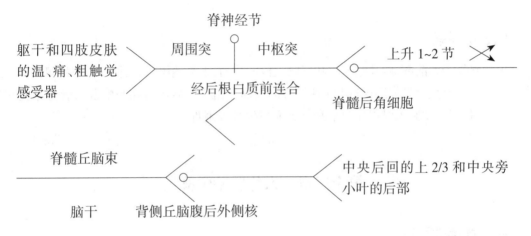

6. 尺神经易受损伤部位在尺神经沟和豌豆骨的桡侧。

尺神经损伤后的表现：屈腕能力减弱、拇指不能内收、掌指关节过伸和骨间肌萎缩等，出现"爪形手"，手掌、手背内侧缘皮肤感觉障碍。

（方安宁、胡小和、诸清华、路兰红、刘宏伟）

第十二章　内分泌系统

一、单项选择题

1. A　2. B　3. D　4. A　5. C　6. C　7. B　8. A　9. B　10. E

二、名词解释

1. 靶器官：能够接受某种激素的刺激而发挥生理功能的器官，称为该激素的靶器官。

2. 垂体门脉系统：垂体门微静脉及其两端的毛细血管网共同构成垂体门脉系统，是腺垂体与下丘脑功能联系的通道。

3. 激素：内分泌细胞的分泌物称激素。

三、简答题

1. 肾上腺皮质球状带细胞分泌盐皮质激素,调节机体钠、钾和水的平衡;束状带细胞分泌糖皮质激素,主要促进蛋白质和脂肪的代谢;网状带细胞主要分泌雄激素。肾上腺髓质分泌肾上腺素和去甲肾上腺素,肾上腺素使心肌收缩力增强,心率加快,心和骨骼肌的血管扩张;去甲肾上腺素使外周小血管收缩,血压升高,心、脑和骨骼肌内的血流加快。

2. 垂体分为腺垂体和神经垂体,腺垂体又分为远侧部、中间部和结节部,能分泌生长激素、催乳激素、促甲状腺激素、促肾上腺皮质激素和卵泡刺激素、黄体生成素等多种激素,促进机体的生长发育,并影响其他内分泌腺(如甲状腺、肾上腺和性腺等)的功能活动。神经垂体由神经部和漏斗组成,漏斗与下丘脑相连,神经部由大量无髓神经纤维、神经胶质细胞和丰富的毛细血管构成,能贮存和释放下丘脑视上核和室旁核所分泌的抗利尿激素和催产素。

四、论述题

甲状腺位于颈前部,侧叶贴于喉和气管上段的侧面,上端达甲状软骨中部,下端可达第 5 或第 6 气管软骨高度,峡位于第 2~4 气管软骨的前面。由于甲状腺直接与喉及气管等结构相连接,因而甲状腺过度肿大时可压迫喉和气管而发生呼吸困难。

(王家增)

第十三章 人体胚胎学概论

一、单项选择题

1. E 2. C 3. D 4. B 5. C 6. C 7. C 8. B 9. D 10. E 11. A 12. C 13. C 14. A 15. A 16. E 17. A 18. A 19. B 20. D 21. E 22. C 23. C 24. E 25. C 26. C 27. B 28. D

二、名词解释

1. 精子获能:精子在附睾内贮存以及在男性生殖管道内的运行过程中,细胞膜表面被覆了生殖管道及附属腺的分泌物(主要是糖蛋白衣与精浆蛋白),阻止了顶体酶的释放。精子在进入女性生殖管道后,该蛋白被子宫和输卵管分泌的酶降解,从而使精子获得与卵结合的能力,此过程称精子获能。

2. 受精:精子与卵结合形成受精卵的过程,称受精,多发生于输卵管壶腹部,于排卵后 24h 内完成。

3. 胚泡:桑葚胚细胞继续分裂,当卵裂球的数目达 100 个左右时,细胞间开始出现小的腔隙,最后互相融合成大腔,腔内充满液体,胚则呈囊泡状,称胚泡。由胚泡腔、滋养层、内细胞群组成。

4. 绒毛膜:胚泡植入子宫内膜后,细胞滋养层局部增殖,伸入合体滋养层内,在胚泡表面形成许多绒毛状突起。胚外中胚层形成后,与滋养层紧密相贴,形成绒毛膜。

5. 胎膜:是胚胎发育过程中的一些附属结构,对胚胎起保护、营养、呼吸、排泄和内分泌等作用。胎膜包括绒毛膜、羊膜囊、卵黄囊、尿囊和脐带。

6. 先天性畸形:是由于胚胎发育紊乱所致的形态结构或机能代谢异常。

三、简答题

1. 胚泡埋入子宫内膜的过程,称植入。植入于受精后 5~6d 开始,11~12d 完成。正常部位在子宫底和子宫体的子宫内膜。

2. 胚盘是胚体发育的原基,有二胚层胚盘和三胚层胚盘两个阶段。二胚层胚盘由卵黄囊顶部的下胚层和羊膜腔底部的上胚层相贴形成。三胚层胚盘由上胚层增殖分化而成的内、中、外 3 个胚层相贴形成。

3. 胚泡植入时子宫内膜处于分泌期。植入后子宫内膜进一步增厚,血液供应丰富,腺体分泌旺盛,结缔组织的基质细胞变肥大,胞质中富含糖原颗粒和脂滴,子宫内膜这一系列变化称蜕膜反应。胚泡植入后的子宫内膜功能层称蜕膜,分为基蜕膜、包蜕膜和壁蜕膜。

4. 引起先天性畸形的主要原因有遗传因素、环境因素,以及更多的是二者的相互作用。遗传因素包括基因突变和染色体畸变。环境因素有风疹病毒、巨细胞病毒等的生物因素;各种射线、机械性压迫和损伤等的物理因素;农药、食品添加剂、防腐剂等的化学因素;致畸性药物、大量吸烟、酗酒、缺氧、严重营养不良等的其他致畸因素。

5. 单卵孪生来自 1 个受精卵,发育为 2 个胚胎。双卵孪生是由卵巢排出的 2 个卵分别受精、形成 2 个受精卵,分别发育为胚胎。

四、论述题

1. 自然受精不仅要有发育正常的卵,而且要有发育正常和足够数量的精子。如果男性或女性生殖管道不通畅,精子和卵不能相遇,受精也不能实现。另外,精子和卵子在适当的时间内相遇也是受精的一个重要条件

受精的意义在于:①受精使卵子的缓慢代谢转入代谢旺盛,从而启动细胞不断地分裂和分化,直至发育成一个新个体;②精子与卵的结合,恢复了二倍体,维持了物种的稳定性;③受精决定性别,带有 Y 染色体的精子与卵子结合发育为男性,带有 X 染色体的精子与卵子结合则发育为女性;④受精改变了遗传性状,新个体的遗传性来源于父母双方,遗传基因的重新组合将出现新的遗传特性。

2. 第 3 周初,上胚层细胞增殖在胚盘尾侧的正中线形成细胞增厚区,即原条;原条处的上胚层细胞在上、下胚层之间呈翼状扩展,部分细胞置换下胚层形成内胚层,另一部分在上、下胚层之间形成中胚层,上胚层改名为外胚层,第 3 周末,胚盘由 3 个胚层构成,称三胚层胚盘。

3. 胎盘的结构:由母体的基蜕膜和胎儿的丛密绒毛膜构成。

胎盘的功能:①物质交换:选择性物质交换是胎盘的主要功能。胎儿通过胎盘从母血中获得营养和 O_2,排出代谢产物和 CO_2。②内分泌功能:主要分泌人绒毛膜促性腺激素(HCG)、人胎盘催乳素、孕激素和雌激素等。

4. 胎儿血液循环的主要特点是:①有胎盘循环,故有脐动脉和脐静脉分别把静脉血和动脉血输入和输出胎盘;②有静脉导管,使脐静脉的血大部经进入下腔静脉;③有卵圆孔,使进入

右心房的血大部经此进入左心房；④有动脉导管，由于肺循环尚未建立，使进入肺动脉干的血大部经此进入降主动脉。

胎儿出生后，胎盘循环消失，肺循环建立。因此，胎儿血液循环特有的结构闭锁。脐静脉形成肝圆韧带；脐动脉形成脐侧韧带；静脉导管形成静脉韧带；动脉导管形成动脉韧带；卵圆孔关闭成卵圆窝。

5. 受精后第 3~8 周，细胞增殖分化活跃，多数器官原基在此期内形成，对致畸因素极其敏感，易发生先天性畸形，称致畸敏感期。受精后 2 周内，细胞分化程度低，受到致畸因素的作用时，若致畸作用强，则导致胚死亡；若致畸作用弱，可由邻近的未分化细胞补偿，故不出现畸形。在胎期，胎儿生长发育快，各器官进行组织分化和功能分化，受致畸因子作用后也会发生畸形，但多属于组织结构和功能缺陷，一般不出现器官畸形。

孕妇在受精后第 3~8 周，应特别注意避免与致畸因子接触。

（郝立宏）

国家卫生健康委员会"十三五"规划教材

全国高等职业教育配套教材

供护理、助产专业用

策划编辑 魏雪峰

责任编辑 魏雪峰

书籍设计 郭 淼 丁晓雯

人卫智网
www.ipmph.com
医学教育、学术、考试、健康，
购书智慧智能综合服务平台

人卫官网
www.pmph.com
人卫官方资讯发布平台

关注人卫健康
提升健康素养

ISBN 978-7-117-32729-9

定 价：23.00 元

国家卫生和计划生育委员会"十二五"规划教材

全国中等卫生职业教育配套教材

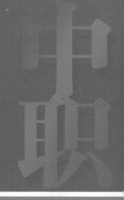

供护理、助产专业用

社区护理
学习指导

主编　徐国辉　姜瑞涛

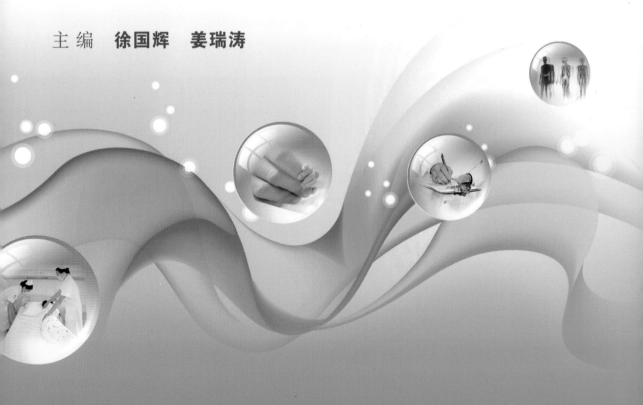

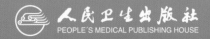

人民卫生出版社

PEOPLE'S MEDICAL PUBLISHING HOUSE